OBSERVATIONS

DE

CLINIQUE MÉDICALE.

OBSERVATIONS

DE

CLINIQUE MÉDICALE.

PAR

A.-T. CHRESTIEN ,

Docteur et Professeur-Agrégé de la Faculté de médecine de Montpellier, ex-Chirurgien de la Marine de l'Etat, Membre fondateur du Conseil de santé d'Oran, Membre des Sociétés de médecine-pratique de Paris et de Montpellier, des Sociétés médicales de Dijon et de Chambéry, des Sociétés nationales de médecine de Bordeaux, Marseille, Lyon, Nimes et Alger, de la Société des sciences médicales de la Moselle, de la Société des sciences médicales et naturelles de Bruxelles, de l'Académie de médecine et de chirurgie de Madrid, de la Société physico-médicale d'Erlangen (Bavière).

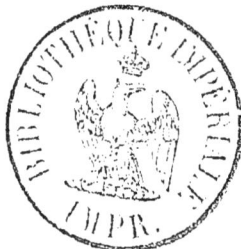

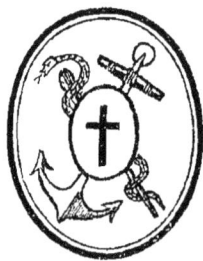

MONTPELLIER ,

IMPRIMERIE DE RICARD FRÈRES, PLAN D'ENCIVADE, 3.

1852.

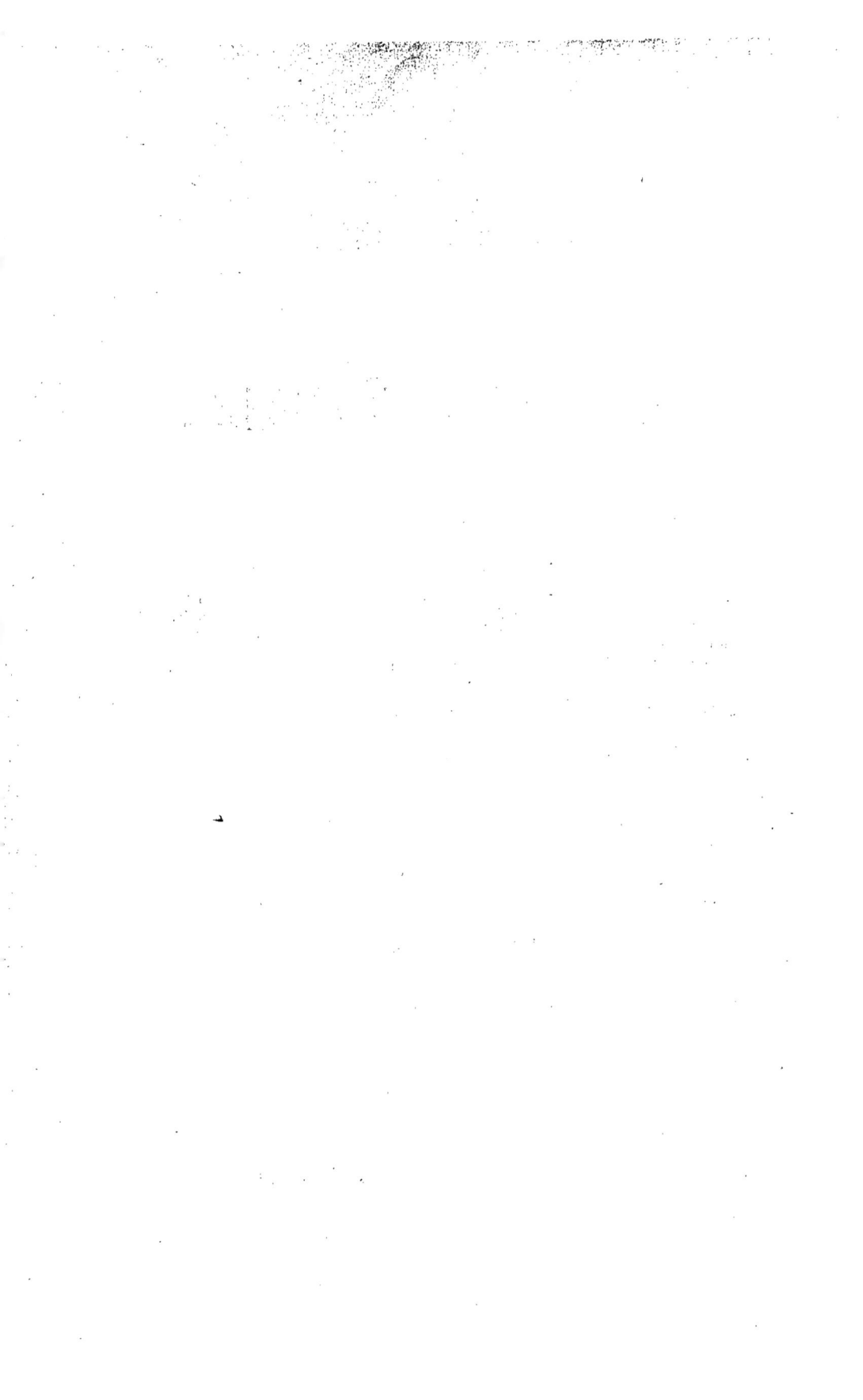

Les *observations*, ou histoires de maladies, qu'on va lire, ont été rédigées dans le seul but d'éclairer la religion des membres du Jury institué pour le Concours ouvert, en ce moment, au sein de la Faculté de médecine de Montpellier, pour une chaire de *clinique médicale*, vacante depuis la mort du Professeur Caizergues.

En effet, les deux épreuves, au lit du malade, sont loin de donner toute la mesure de l'aptitude pratique des Candidats. Ceux-ci voient trop rapidement les quatre malades qui sont les sujets de leurs deux leçons, pour qu'il leur

soit toujours permis de diagnostiquer
juste, et surtout d'établir toutes les indications thérapeutiques. Ce serait avoir
une idée fort erronée de la médecine,
de croire qu'un quart d'heure d'examen
suffit ordinairement pour connaître
toutes les phases d'une maladie, et
permettre d'indiquer tous les moyens
thérapeutiques qu'elle réclame. « Il ar-
» rive fréquemment que, lorsqu'on voit
» un malade pour la première fois, le
» défaut de renseignements, l'opposi-
» tion qui se rencontre entre les carac-
» tères ou les signes morbides, ne per-
» mettent pas de préciser le diagnostic.
» Il demeure, dans ce cas, ou conjec-
» tural ou nul. Dans de telles circon-
» stances, le médecin ne rougira pas
» de l'impuissance de son art.... (1). »

---

(1) J.-W. Hildenbrandt : Manuel de clinique médicale ; traduit du latin par G. Dupré, pag. 233.

Par ce motif, et bien convaincu que les épreuves du concours ne donnent que la mesure de l'aptitude professorale, j'ai cru devoir fournir à mes Juges le moyen d'apprécier mon aptitude pratique; car il ne suffit pas de bien dire ou faire des leçons brillantes, pour remplir dignement une chaire de *clinique médicale*; mais il faut encore être praticien. Or, le moyen le plus propre à prouver jusqu'à quel degré l'est chaque candidat, serait, ce me semble, de mettre dans tout son jour la manière dont il se conduit dans la pratique.

Pour cela, j'ai extrait de mes notes un certain nombre de faits assez varié pour qu'on puisse voir quelle est ma conduite dans la plupart des cas; et, tout en restreignant ce nombre de faits, tout en le proportionnant au temps que j'ai pu accorder à ce travail, entrepris seulement à dater du jour où la liste du Concours a été close, j'ai cherché à donner une idée exacte de ma pratique médicale et des idées qui la dirigent. Ainsi, c'est bien à dessein et non point par hasard que les états morbides généraux occupent la plus grande place dans mon travail : les états morbides locaux, en effet, sont bien plus rares, à mes yeux.

Parmi les états morbides généraux, les *fièvres* occupent, pour moi, le premier rang ; et voilà pourquoi j'ai mis en tête de mes *observations* celles qui se rapportent à quelque *fièvre*.

Si j'ai débuté par l'histoire de quelques fièvres intermittentes, à types divers, c'est que ces fièvres ne sont plus sujet d'aucune contestation scientifique; et, après avoir donné un assez grand nombre d'exemples de la manière variée dont je traite, soit ces fièvres intermittentes, soit les fièvres rémittentes bénignes, j'ai donné des exemples de fièvre *maligne*, de fièvre *adynamique*, de fièvre *nerveuse*, de fièvre *muqueuse*, que je crois fort important de ne pas confondre avec la fièvre *typhoïde*.

Passant ensuite à la fièvre *catarrhale*, dont j'ai donné un assez grand nombre d'exemples, j'ai signalé quelques cas de fièvre *gastrique*, pour prouver que je ne confonds pas ces deux genres de fièvre, quoique l'état de l'estomac soit mis en jeu, la plupart du temps, dans les cas de fièvre *catarrhale*. Si, en effet, la fièvre catarrhale n'existe guère sans embarras gastrique plus ou moins intense, la fièvre gastrique règne souvent, au contraire, sans qu'il y ait état *catarrhal*.

Les exemples que j'ai cités, de fièvre *vermineuse*, ont également pour but de prouver que la présence des vers dans le tube digestif est assez souvent indépendante de l'état catarrhal, et que cette présence de vers dans l'estomac ou les intestins peut donner lieu à des symptômes effrayants qui se dissipent quelquefois par la seule expulsion des entozoaires.

Les fièvres *éruptives*, dont j'ai, après cela, donné plusieurs exemples variés, et parmi lesquels j'ai pu citer un cas de suette miliaire, sont pour moi, avec les érysipèles, le complément des fièvres catarrhales. Aussi ai-je placé successivement les histoires de ces diverses maladies ; et les observations LXXVIII, LXXIX et LXXX me paraissent de quelque intérêt pour prouver combien le médecin doit observer soigneusement la Nature s'il ne veut pas confondre une fièvre éruptive avec l'apoplexie.

La section des *névroses* a pour but de prouver, par la gravité diverse des cas qui composent cette section, combien doit varier la conduite du médecin. Quelle tenacité, en effet, n'a-t-il pas fallu dans le traitement des deux sœurs qui sont les sujets des observations LXXXIV et LXXXV ! Quelle promptitude, au contraire, n'a pas offert la guérison de la plupart des autres cas !

La section des *névralgies* renferme deux exemples dans lesquels la périodicité jouait le principal rôle; un troisième cas prouve l'utilité des antiphlogistiques, et un quatrième celui des vésicatoires, toujours en suivant les indications.

La 4me section ne se compose que d'une histoire isolée de *rage*; mais cette histoire est assez bien circonstanciée pour me paraître offrir de l'intérêt.

J'en dis autant de la 5me section, dans laquelle je ne signale qu'un cas de *gangrène sénile*.

Quant à la 6me section, consacrée à des exemples de l'*affection rhumatismale*, elle ne sert pas seulement à montrer comment je me comporte dans les divers cas, mais elle démontre, par certains faits réitérés sur un même individu, que le rhumatisme, loin d'être une inflammation ordinaire de tel ou tel autre tissu, est une affection pouvant se manifester

de différentes manières, sans excepter
la forme purulente, ainsi que le prouve
l'observation cvi. Les observations cv
et cvii ne me paraissent pas moins re-
marquables, sous d'autres rapports.

A propos des maladies de l'encéphale
dont j'ai réuni certains exemples dans
ma 7ᵐᵉ section, je voudrais combattre
certaines erreurs qui se sont glissées au
sein de l'Académie royale de médecine,
quand cette savante Compagnie voulut
bien discuter un rapport, sur les eaux
thermales de Balaruc, que j'avais adressé
à M. Cunin-Gridaine, alors Ministre de
l'agriculture et du commerce, et que ce
Ministre crut devoir soumettre à l'Académie ; mais cela m'entraînerait trop
loin. Je me bornerai donc à dire que
j'ai réuni, dans cette section, des exemples variés de la congestion sanguine
et des effets de sa prolongation.

Je puis en dire autant des maladies de
la gorge, qui composent ma 8ᵐᵉ section:

elles varient depuis la simple amygdalite jusqu'au croup.

Dans la 9ᵐᵉ section, où j'ai rassemblé divers cas de maladies de poitrine, figurent des exemples d'hémoptysie, un cas de pleurodynie compliquée d'hystérie, des exemples divers de pleurésie, un cas d'apoplexie pulmonaire, des exemples nombreux de pneumonie plus ou moins grave, dans lesquels les antiphlogistiques sont loin d'avoir été le seul moyen thérapeutique employé ; et enfin deux cas de phthisie pulmonaire dont un, observé chez Pierre Barthélemy (p. 272), se présenta, à son début, sous les traits de la pneumonie.

En tête de ma 10ᵐᵉ section, j'ai placé un cas de simple embarras gastrique, pour prouver que je ne confonds pas cet état morbide avec la fièvre catarrhale, ni même avec la fièvre gastrique dont il est souvent un symptôme. Après divers exemples de cholérine plus

ou moins intense, j'ai rangé dans cette
même section trois cas de choléra-morbus asiatique dont un a été guéri, en
1835, chez une femme qui vit encore et
tient boutique de revendeuse au haut de
la rue des Sœurs-Noires. C'est à la saignée
générale que cette femme doit son salut;
et si je n'ai pas pratiqué cette opération
chez les deux cholériques de 1849, qui
sont morts, c'est qu'ils l'ont refusée, et
que le choléra-morbus asiatique est une
maladie trop grave, trop souvent mor-
telle, pour que j'aie insisté sur l'emploi
d'un moyen thérapeutique qui n'est pas
plus infaillible qu'un autre, quoiqu'il
ait pourtant des avantages dont j'ai
constaté la supériorité, à Brest, en
1832. Un cas d'ictère des nouveaux-nés,
heureusement traité, vient ensuite, et
est suivi de la longue histoire d'une
hydropisie ascite à laquelle le malade a
succombé. Cette histoire est suivie d'une
autre afférente aussi à l'ascite, mais

dans laquelle il y avait eu précédemment et pneumonie et imminence d'apoplexie. Après ces deux cas d'hydropisie ascite, j'ai mentionné un cas d'hydropisie enkystée de l'ovaire, et puis un exemple d'ovarite, plusieurs cas de métrite, un seul de métrorrhagie, quoique j'eusse pu en citer beaucoup d'autres, et enfin un cas de rétention d'urine traitée avec succès par le seigle ergoté.

Tel est le travail que je livre à l'appréciation de mes Juges. Il se ressent peut-être de la précipitation avec laquelle il a été rédigé ; mais des circonstances particulières m'ont empêché d'en surveiller l'impression avec autant de soin que je l'aurais voulu, et de lui donner une plus grande extension.

Montpellier, 26 Janvier 1852.

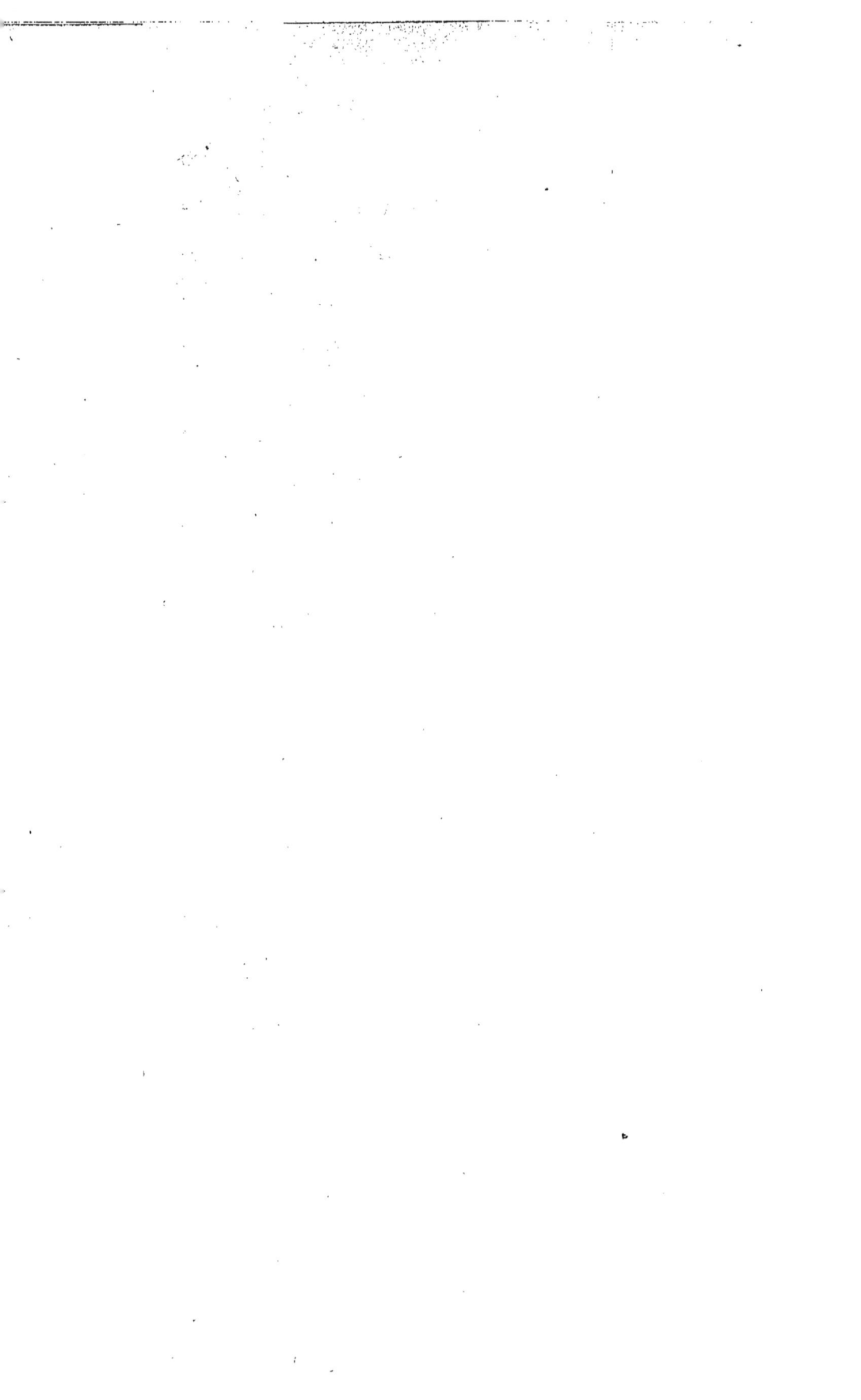

OBSERVATIONS

DE

CLINIQUE MÉDICALE.

---◦---

1ʳᵉ SECTION. — *FIÈVRES.*

Fièvre intermittente quotidienne, simple.

I. Mᵐᵉ Causse, aubergiste, âgée de 55 ans, d'une forte constitution, et d'un tempérament nervoso-lymphatique, après avoir eu un engorgement érysi-pélateux des deux jambes, éprouvait, depuis un mois à peu près, un froid habituel. Peu à peu ce froid alterna avec de la chaleur; et, dans les premiers jours de Septembre 1838, il eut son invasion fixée à midi, et l'intermittence fut on ne peut mieux caractérisée, car Mme Causse était en bonne santé, le matin ; et n'était malade que le soir.

Le 11, je prescrivis 50 centigr. de sulfate de quinine à prendre en plusieurs doses dès les 3 heures du matin, et, ce jour-là même, l'accès fut de plus courte durée.

Le sulfate de quinine ayant été continué jusques au 15 inclusivement, à doses décroissantes, la guérison a été complète.

Fièvre intermittente quotidienne, plus grave.

II. Appelé, le 30 Septembre 1839, auprès d'une enfant de 4 ans, fille d'un postillon logé chez les demoiselles Hérand, à côté de chez moi, je trouvai la peau chaude, le pouls vif, la langue à papilles hérissées et grisâtre, le ventre souple et non douloureux, quoique les parents m'apprissent que l'enfant avait de la diarrhée et ne voulait rien manger. Je ne prescrivis que de la tisane d'orge et des crèmes de riz.

L'état dans lequel je trouvai cette enfant avait commencé vers 2 heures après midi, et cessa vers 10 heures du soir. Depuis plusieurs jours il s'était ainsi reproduit périodiquement ; l'enfant était gaie la nuit et le matin.

Le 1er Octobre, le cortége des symptômes sus-in-
diqués parut à midi, et, le 2, à 10 heures du matin.

Le 3, vers 5 heures du soir, les pieds, les mains
et la figure devinrent si froids, que les parents cru-
rent à une défaillance, et vinrent me chercher en
toute hâte. J'étais absent, et un confrère qui fut
appelé, attribuant à une teigne répercutée (quoique
l'enfant eût eu très-peu de teigne) l'état comateux
qui succéda à la période algide, prescrivit des vésicatoires aux oreilles et une calotte de taffetas ciré.
Il substitua au cataplasme de farine de lin et à la
décoction de tête de pavot que j'employais en topique
sur l'abdomen pour combattre la diarrhée, des fomentations avec la décoction de mauve....! Malgré
ces savantes prescriptions, le coma subsista, toute
la nuit, et s'accompagna même de rêvasseries.

Le 4, à mon retour, la périodicité me parut être
l'élément principal de la maladie, et je me hâtai
d'administrer, en deux doses, 20 centigr. de sulfate
de quinine, dans de la conserve de roses, et de faire
frictionner les cuisses avec la teinture de quina.
L'enfant dormit d'un bon sommeil, et la fièvre cessa;
il n'y eut qu'une selle dans toute la nuit, mais certes
elle fut bien fétide. L'enfant ne voulant plus avaler
le sulfate de quinine, malgré l'excipient agréable que
je lui avais donné, je fis renforcer la teinture de
quina, à l'aide de 30 centigr. de sulfate de quinine.

Malgré ce soin, et quoique 120 gram. de teinture

aient été employés, avec addition de 60 centigr. de
sulfate de quinine, le 6 au matin, j'apprends que la
nuit a été très-agitée; que, sur le matin, il y a eu
une selle fétide, et que deux autres ont eu lieu
depuis. De plus, l'algidité s'est reproduite à 9 heures
du matin, moins intense, il est vrai, que celle du 3
au soir. En présence de cette aggravation de la maladie, du refus obstiné, de la part de la jeune
malade, d'avaler l'antipériodique ; en présence du
trop peu d'action de la teinture de quina quoique
renforcée par le sulfate de quinine, j'appliquai un
vésicatoire ammoniacal à la partie interne de chaque
cuisse; et, deux heures après, ayant enlevé l'épiderme, je saupoudrai chacune des deux petites plaies
avec 20 centigr. de sulfate de quinine.

Le 7, la nuit a été bonne; il y a eu un sommeil
de trois heures. Cependant la diarrhée se continue,
même avec coliques; vers 9 heures du matin, l'enfant
bâille et a des pandiculations qui s'accompagnent de
réaction fébrile. Je renouvelle le pansement des
vésicatoires avec la dose sus-indiquée de sulfate de
quinine, et la journée du 8 a été sans pandiculations, sans bâillements ni rien qui retrace le souvenir
d'un accès de fièvre.

Il en est de même le 9; et, à dater de ce jour,
la périodicité ne reparaît plus. Il ne me reste qu'à
combattre la diarrhée, ce à quoi je parviens par des
frictions laudanisées sur l'abdomen, par des lave-

ments avec la décoction de graine de lin et de tête de pavot, enfin et surtout par une mixture très-familière à feu mon oncle, et dans laquelle l'ipécacuanha concassé est associé, en des proportions variables suivant l'occurrence, avec l'écorce d'orange amère.

Fièvre intermittente, quotidienne, avec engorgement du foie et de la rate.

III. M. Blanchard, sous-officier au 20ᵉ régiment d'infanterie, venu de Rome où il avait eu des accès de fièvre traités par le sulfate de quinine, vit reparaître ses accès, et les laissa d'abord aller, espérant qu'ils se guériraient d'eux-mêmes par un régime doux, dont le lait fut la base. Mais il fut, le 20 Décembre 1849, pris par des vomissements tels, que je fus appelé. Une douleur, accusée à l'hypocondre droit, me détermina à explorer cette région, et j'y constatai un gonflement notable produit par la saillie du foie au-delà des fausses-côtes. Je fis appliquer 12 sangsues et un large cataplasme de farine de lin en ce point; les vomissements s'arrêtèrent.

Un accès de fièvre n'en parut pas moins, le lendemain, et fut caractérisé par du froid intense d'abord, par de la chaleur ensuite, et enfin une sueur abondante. Après l'accès, j'explorai de nouveau l'abdomen, et constatai un engorgement douloureux à l'hypocondre gauche. Je fis appliquer 12 autres sang-sues sur ce nouveau point, ce qui n'empêcha pas un nouvel accès tout aussi prononcé que les précédents. Les hypocondres étant débarrassés de toute douleur et de tout engorgement, la langue étant saburrale, le teint du malade étant jaunâtre, je prescrivis 16 gram. de magnésie calcinée dans 240 gram. de décoction de pois-chiches torréfiés, vulgairement connus, à Paris, sous le nom de *café-césé*, et mis en vogue par feu mon oncle. Le malade fut abondam-ment purgé ; mais un accès de fièvre survint encore, à trois jours d'intervalle. Toutes les complications étant détruites, je combattis la périodicité à l'aide du sulfate de quinine ; et je puis dire que le malade fut parfaitement guéri, car il passa plusieurs mois ici, au sein de sa famille, et j'ai pu constater que la guérison ne s'est pas démentie.

Fièvre intermittente quotidienne, survenue après une con-tusion à la tête, et peut-être symptomatique de l'état mor-bide résultant de cette contusion.

IV. Malzac, homme de peine, que j'ai déjà traité, en Avril 1836, d'une pneumonie, fit une chute, dans les premiers jours de Septembre 1838, et souffrit beaucoup de la tête. Cette douleur augmentant cha-que jour, à heure à peu près fixe, et cette exacer-

bation coïncidant avec des nausées et des vomissements, étant précédée de frissons et suivie de chaleur,
avec forte fièvre, je fus appelé. Malgré le récit de
la chute, à laquelle le malade et sa femme attachaient
la plus grande importance, la périodicité était trop
évidente pour que je m'en laissasse imposer, et je
prescrivis 40 centigr. de sulfate de quinine dans une
potion à administrer par cuillerées durant l'apyrexie.
Cette première dose atténua déjà les symptômes, et
une autre potion, contenant 60 centigr. dudit sulfate, ayant été donnée, l'amélioration fut plus manifeste. Cependant 60 autres centigr. furent administrés
le 18 ; et, le mal étant décidément dompté, je ne
prescrivis plus que des doses décroissantes de 40,
30 et 20 centigr.

Le 26 Septembre, la tête étant encore lourde,
quoique tous les autres symptômes eussent disparu
entièrement, je prescrivis 6 sangsues derrière chaque
apophyse mastoïde ; et quelques lavements, joints à
quelques pédiluves, confirmèrent la guérison.

Fièvre intermittente tierce, simple et franche.

V. M. Méjean me fit appeler, le 2 Août 1838,
pour une violente céphalalgie et des vomissements.
Il m'apprit qu'il était allé se baigner à la mer, et qu'il
s'y était même effrayé, dernière circonstance à la-.

quelle il attribuait son indisposition. Mais la céphalalgie et les vomissements du 2 Août étant revenus à la même heure que l'avant-veille ; et ayant même été précédés d'un frisson plus intense, le caractère de la fièvre intermittente, déjà soupçonné, fut méconnaissable. Je prescrivis donc 60 centigr. de sulfate de quinine en quatre pilules qui furent prises à trois heures d'intervalle l'une de l'autre, après la cessation complète de l'accès, et je renouvelai cette prescription pour le second jour de l'apyrexie. Cela suffit pour faire avorter l'accès, qui n'a plus reparu, le malade ayant eu soin de continuer pendant quelques jours le sulfate de quinine, à doses décroissantes.

Fièvres intermittentes tierces plus ou moins compliquées.

VI. Le 22 Avril 1837, je fus appelé, à 8 heures du soir, auprès de M. Glaize, âgé de 42 ans, d'un tempérament nervoso-bilieux, imprimeur, de Toulouse, se trouvant accidentellement à Montpellier, et logé au-dessus du café *Européen*. Ce Monsieur Glaize était depuis trois mois fatigué par une toux sèche qui l'empêchait de dormir. Je lui prescrivis deux pilules contenant chacune 12 milligr. d'extrait d'opium, dit de Lalouette.

Le 23, à ma visite du matin, M. Glaize me dit

avoir passé une meilleure nuit que précédemment ;
mais ses urines étaient rouges, sédimenteuses et peu
abondantes ; son pouls était plus plein et accéléré
que dans l'état normal ; sa peau était moite : je lui
prescrivis une infusion de feuilles de pariétaire et de
racines de chiendent miellée. Le malade me fit rappeler dans l'après-midi, à 3 heures, pour que je le
visse dans un accès de fièvre qui avait débuté par
du froid, et se trouvait à la période de la chaleur.
Un enduit limoneux que j'avais déjà remarqué sur
la langue, mais qui ne m'avait pas paru assez prononcé pour être l'objet d'une indication thérapeutique,
pouvant être cause de cet accès, je prescrivis pour
le lendemain matin 12 décigr. d'ipécacuanha concassé, qui, divisés en trois doses données à un quart
d'heure d'intervalle l'une de l'autre, firent vomir des
matières porracées.

Le 25, l'accès de fièvre étant revenu à midi, et
ayant parcouru ses trois stades, comme l'avant-
veille ; de plus, l'enduit limoneux de la langue
n'étant pas complètement dissipé, je prescrivis la
potion purgative de feu mon oncle, composée de
manne (75 gram.), follicules de séné (8 gram.),
pulpe de tamarin (6 gram.), fleurs de pêcher (une
pincée), écorce d'orange amère (2 gram.), café
moka (8 gram.), le tout devant bouillir et infuser
dans 240 gram. d'eau.

Le 27, l'accès reparut à son heure, mais il fut moins intense.

Le 29, il parut à 8 heures du matin, avec délire, et ne cessa qu'à 3 heures après midi. Je me hâtai tout aussitôt de joindre 5 centigr. de sulfate de quinine à chaque pilule contenant 12 milligr. d'extrait d'opium, dont le malade avait continué l'emploi, mais dont je portai le nombre, dès ce moment, à 6 pour la nuit, en en prescrivant tout autant, le 30, pour la journée.

Le 1er Mai, l'accès n'eut pas lieu, à proprement parler, mais le malade fut assoupi pendant toute l'après-midi. Pouvant attribuer cet assoupissement à l'opium, dont il avait pris 15 centigr. en 48 heures, je ne prescrivis plus que le sulfate de quinine, à la dose d'un décigr. par pilule.

L'accès n'ayant pas reparu depuis lors, je lui ai permis quelques aliments, donnés d'abord avec la plus grande réserve, et le malade a été parfaitement guéri le 7.

VII. Marie, cuisinière, âgée de 39 ans, me fit appeler, le 13 Août 1838, pendant un accès de fièvre bien caractérisé, et me dit en avoir eu deux semblables le 9 et le 11. Autorisé, par la connaissance que j'avais de la faible constitution de cette malade, à constater l'état de son estomac avant d'administrer le sulfate de quinine, je trouvai la région épigastrique très-sensible à la pression, et prescrivis 12 sangsues sur ce point. Malgré cette application, faite le 14, l'accès de fièvre n'en revint pas moins, le 15, tout aussi intense que les trois précédents. Alors je fis prendre 60 centigr. de sulfate de quinine pendant chacun des deux jours de l'apyrexie ; et l'accès, qui aurait dû paraître le 17, ne se montra pas. Il fut remplacé seulement par un malaise général. La même dose de sulfate de quinine ayant été administrée le 18, l'accès du 19 ne parut pas ; et, de plus, Marie n'éprouva aucun malaise. Elle prit pourtant encore du sulfate de quinine, à doses décroissantes, pendant quelques jours, et elle fut complètement guérie.

Mais l'année suivante, le 24 Mars 1839, Marie m'appela encore à la fin d'un accès de fièvre dont la période du froid avait commencé à 6 heures du matin, et dont la période de sueur n'était pas finie, à 6 heures du soir. Cette fois-ci, il n'y avait pas de douleur épigastrique, et Marie était dans un assez bon état de santé quand elle fut prise d'accès de fièvre, le 20 et le 22 Mars. Je n'eus donc aucun motif de différer l'emploi de l'antipériodique, et je prescrivis tout aussitôt 60 centigr. de sulfate de quinine qui firent avorter l'accès du 26. Le 27, je ne prescrivis que 40 centigr. de sulfate, et l'accès du 28 ne parut pas. Le 29, je réduisis la dose à 20 centigr., et la guérison fut encore complète.

VIII. Teule, maçon, âge de 30 ans, travaillant aux Quatre-Canaux, fut en proie, le 22 Août 1838, à une violente gastro-céphalalgie : sa face était rouge et animée ; son pouls plein, large et presque bondissant. Je pratiquai immédiatement une saignée de 360 gram. environ, et fis appliquer un cataplasme émollient sur l'épigastre. Le malade se trouva mieux tout aussitôt ; mais la douleur épigastrique se réveilla le 24, accompagnée d'un état saburral de la langue. Je prescrivis 1 gram. d'ipécacuanha et 5 centigr. de tartre stibié en trois doses, dont chacune fut prise à dix minutes d'intervalle. Il y eut des vomissements glaireux et amers ; le malade fut encore plus sensiblement soulagé qu'il ne l'avait été par la saignée.

Le 25, la langue étant encore sale, et la douleur épigastrique calmée, je prescrivis la potion purgative de feu mon oncle, qui produisit bien l'effet que j'en attendais ; mais on m'appela dans l'après-midi, parce que la douleur de l'épigastre s'était réveillée. Voulant m'assurer si cette réapparition était due au purgatif, je fis diverses questions à l'aide desquelles j'appris que la douleur épigastrique avait été précédée de frissons ; et le soupçon que j'avais déjà eu, d'une fièvre intermittente, par cela seul que Teule arrivait des Quatre-Canaux où sont beaucoup de fiévreux, en été, ce soupçon, dis-je, se confirma dans mon esprit, et fut changé en certitude par la réapparition du frisson, le 28. Ce jour-là, la langue étant encore sale, je prescrivis encore un vomitif semblable à celui que j'avais ordonné le 24, espérant combattre la fièvre intermittente en détruisant la gastricité ; mais il n'en fut pas ainsi ; et, le 30, à 7 heures et demie du matin, il survint un véritable accès de fièvre. Pour lors, la maladie étant bien dessinée, je prescrivis 60 centigr. de sulfate de quinine, à prendre le lendemain, et l'accès du 1er Septembre fut moins bien caractérisé que celui du 30 Août : sa période de froid manqua complètement, et il n'y eut que la période de chaleur qui, certes, dura depuis midi jusqu'à 7 heures du soir.

Le sulfate de quinine fut néanmoins continué, et combattit victorieusement l'intermittence ; mais l'état saburral des premières et des secondes voies n'en persista pas moins, et réclama l'administration de plusieurs purgatifs.

Teule fut parfaitement guéri, et je l'ai souvent vu jouissant de la meilleure santé.

IX. Mme veuve Prosper G...., ayant été prise de fièvre intermittente, à une campagne près d'Agde, en Septembre 1838, en fut bientôt guérie à l'aide du sulfate de quinine ; mais elle cessa le remède tout aussitôt ;

Revenue à Montpellier, vers la fin dudit mois, elle fut reprise par la fièvre intermittente, et elle s'en

guérit elle-même en s'administrant la dose de sulfate que lui avait prescrite le médecin d'Agde ; mais
elle fut aussi pressée de discontinuer le fébrifuge ;
et, le 9 Octobre, un nouvel accès de fièvre parut.
Cette opiniâtreté à se reproduire détermina la malade à me consulter ; et, de mon côté, je dus chercher s'il n'y avait pas à remplir d'autre indication
que celle de l'antipériodique. J'interrogeai donc la
malade sur l'état de ses fonctions digestives, et j'appris qu'il y avait des envies de vomir, mais pendant
l'accès seulement. D'ailleurs la langue n'était pas sale.
La bouche cependant était pâteuse, à ce que me dit
la malade ; et, ne me croyant pas autorisé à administrer de vomitif ni de purgatif, je prescrivis une
infusion de fleurs de camomille romaine, à prendre
par tasses, le matin à jeun. Ma prescription ayant
été suivie le 17, jour où l'accès devait paraître, il
y eut quelques vomissements de matières porracées et
plusieurs selles diarrhéiques, ce qui prouve bien que
mes soupçons sur l'état des premières voies n'étaient
pas dénués de fondement. L'accès n'en parut pourtant pas moins et eut sa marche ordinaire.

Le 18, quelques tasses de l'infusion de camomille
furent prises encore sans produire aucun effet apparent ; et, le 19, l'accès qui, les jours précédents,
avait paru vers 8 ou 9 heures du matin, survint à
5 heures, l'infusion de camomille n'ayant pas encore
été administrée. Les vomissements fatiguèrent beau-

coup la malade, et je me décidai à administrer l'antipériodique, à la dose de 60 centigr. dans 120 gram.
d'eau de laitue, et avec addition de 30 gram. sirop
de fleurs de pêcher composé, afin de favoriser les
déjections alvines, s'il y avait lieu. Cette potion ne
fut prise, le 21, que par moitié, et cependant l'accès
de fièvre n'eut pas lieu. Le 22, la seconde moitié
de la potion fut administrée ; et, grâce au soin que
j'eus de continuer l'emploi du sulfate de quinine
jusqu'au 24, à doses décroissantes bien entendu,
la guérison a été complète. Le flux menstruel, qui
devait avoir lieu, le lendemain du dernier accès,
parut effectivement sans être influencé par la fièvre
intermittente ni par le traitement qu'elle avait exigé.

X. Viala, payre de M. Barlet, était venu me consulter, au commencement d'Août 1840, pour une
sensation de froid qu'il avait éprouvée, et qui avait
été suivie de fortes chaleur et sueur, le lendemain.
Je lui avais dit d'observer ce qu'il éprouverait plus
tard, mais il reprit son travail.

Le 3 Septembre, alité depuis plusieurs jours, il
m'envoya chercher. La peau était sèche, les urines
rares et rouges, la langue d'une sécheresse fatigante
pour le malade, la soif intense, la tête et le haut
de la poitrine très-douloureux. Le pouls était dur
et un peu fréquent, mais sa plénitude n'était pas
suffisante pour indiquer la saignée générale chez un

homme de travail. Je me contentai de lui faire appliquer 10 sangsues, sous chaque clavicule, et des cataplasmes de farine de lin sur les piqûres des sangsues. Je le mis à l'usage d'une tisane pectorale, et ne lui permis pour régime que des crèmes de riz et des bouillons maigres alternés avec quelques bouillons gras. Un mieux prononcé suivit l'emploi de ces moyens, et des sueurs abondantes survinrent.

Le 12, après une courte sensation de froid peu intense, il y eut une longue période de chaleur vive, avec assoupissement et sueur. Je prescrivis bien, le 13, aussitôt que j'en fus informé, une potion avec 60 centigr. de sulfate de quinine; mais il fallut venir la chercher à la ville, et puis on la lui donna à de trop petites doses. Aussi, le 14, l'accès survint-il fort intense; et je me crus obligé de porter la dose du sulfate de quinine à 80 centigr., en recommandant de la faire prendre en trois fois, dont l'une le matin, la seconde à midi, et la troisième le soir.

Le 16, en effet, il n'y eut pas d'accès, et je pus réduire, pour le 17, la dose du sulfate de quinine à 60 centigr. Le 18, l'accès n'étant pas non plus survenu, je réduisis encore le sulfate, et n'en prescrivis que 40 centigr. pour le 19.

Le 20, Viala profita du beau temps pour sortir un peu.

Le 27, il fut assez bien pour venir, à pied, me

consulter pour sa femme, qui tomba malade, à son tour.

XI. Consulté, vers la fin de Juillet 1849, par la femme de Fournier, charretier, laquelle femme allaitait son premier enfant à peine âgé de 6 mois, j'appris et constatai qu'elle éprouvait chaque deux jours, dans l'après-midi, du froid d'abord, et ensuite une chaleur qui se prolongeait bien avant dans la nuit. Je lui administrai du sulfate de quinine; et, sous l'influence de ce sel, il n'y eut plus de régularité dans le type tierce, auquel succéda quelquefois le type double tierce; mais ce ne fut pas là le seul changement : le froid devint presque nul, et les accès ne consistèrent presque plus qu'en une chaleur incommode et une prostration des forces indicible. L'appétit était nul, et la femme Fournier n'étant capable de rien, se désespérait. Je passai du sulfate de quinine à l'extrait alcoolique de quinquina introduit par feu mon oncle dans la matière médicale, sous le nom de *résine*, et je parvins à éloigner ces moments d'accablement; mais cette amélioration ne fut que temporaire, et il aurait fallu continuer ladite résine pendant quelque temps, ce que ne permettaient pas les moyens pécuniaires de la malade. Je recourus donc à l'acide arsénieux, moyen thérapeutique qui joint à une grande efficacité l'avantage d'une modicité extrême dans le prix. J'en fis diviser 1 centigr. en vingt paquets; et, pour que cette division fût exacte, je joignis au centigr. d'acide arsénieux 1 gram. de sucre de lait. La malade prit pendant plusieurs jours trois paquets de ce mélange, et elle en obtint autant de soulagement que du sulfate de quinine et de la *résine de quina*; mais la guérison ne fût pas encore complète. L'estomac étant quelquefois lent à digérer, je prescrivis l'eau de Seltz aux repas; puis j'engageai la malade à aller changer d'air dans le pays de son mari ; mais ce fût un mauvais village, et elle n'osa pas y rester craignant d'y manquer de soins médicaux. A son retour, le 20 Septembre, je lui prescrivis de sevrer son enfant, quoiqu'il n'eût encore que 8 mois, et que le lait fût très-abondant chez la mère, malgré sa longue maladie.

Consulté de nouveau, le 6 Octobre, pour cette femme qui se plaignait encore de frissons mal caractérisés, et d'une grande faiblesse, je prescrivis des frictions sur le rachis avec l'essence de térébenthine et le laudanum de Rousseau : ces moyens agirent encore à l'instar des préparations de quinquina et de l'acide arsénieux, c'est-à-dire qu'ils combattirent la périodicité si opiniâtre à reparaître ; mais la santé générale de cette femme, qui n'est pas assez aisée pour se faire servir, resta chétive, et elle ne me demande plus de conseils que par occasion, lorsque je la rencontre.

Fièvre intermittente tierce avec hydropisie ascite.

XII. Jean Godefroy, natif d'Alzon, village voisin du Vigan, dans le Gard, contracta, à Frontignan, où il était employé dans l'Administration du chemin de fer, des accès de fièvre qu'il avait plusieurs fois fait disparaître à l'aide du sulfate de quinine; et, par suite de la maladie ou du remède, il était devenu hydropique. Envoyé à Montpellier, il me fut adressé le 2 Juin, et je le mis à l'usage du lait pour tout remède, toute boisson et toute nourriture; mais il ne put pas suivre cette prescription aussi long-temps que je l'aurais voulu. J'obtins cependant la presque disparition de l'hydropisie (ascite), soit par la diète lactée, soit par des frictions faites, sur le ventre et la partie interne des cuisses, avec la teinture de digitale pourprée. Mais à peine l'ascite fut-elle à peu près guérie, que les accès de fièvre revinrent avec le type tierce bien marqué. Je me contentai d'abord de joindre de la teinture de quina à celle de digitale pourprée, ainsi que feu mon oncle en a donné, le premier, l'exemple; mais, au bout de quelque temps, je fus obligé de joindre à ces frictions l'emploi de l'acide arsénieux à l'intérieur, comme chez la femme Fournier. Les accès s'arrêtèrent d'abord, mais ils revinrent ensuite, et j'engageai le malade à aller à Alzon, son pays natal. Là, l'hydropisie reparut, et sa position s'aggrava tellement, que je crains bien qu'il n'ait succombé.

Fièvre inflammatoire continue, devenant plus tard fièvre intermittente, tierce.

XIII. Le 8 Septembre 1849, je fus appelé auprès de Jarre fils, armurier. Cet homme, âgé de 31 ans, d'une petite taille, de peu d'embonpoint et d'un tempérament bilioso-nerveux, se plaignait de violents maux de tête, avec insomnie, constipation et inappétence. Il avait vainement essayé des pédiluves. Informé qu'il avait été sujet à des épistaxis, et sa peau étant brûlante, son pouls vibrant, quoique peu ample, je me proposai de lui pratiquer une saignée du bras; mais je l'y préparai par l'usage fréquent d'une décoction de fleurs de mauve aiguisée avec un peu de jus de citron, et par un demi-lavement émollient.

Le 9, je pratiquai la saignée; mais je ne tirai que 240 gram. de sang environ, à cause de l'exiguité et de la délicatesse du sujet. La céphalalgie fut immédiatement allégée; et, par suite de l'espèce de défaillance que lui procura cette petite opération, il poussa une selle.

Le 10, quoique soulagé de la céphalalgie, Jarre est encore agité nuit et jour; sa peau est chaude et sèche, son épigastre douloureux. Je fais appliquer au creux épigastrique 12 sangsues; et, après leur chute, un cataplasme émollient. Cette double prescription produisit de si bons effets, que, le 11, le malade me dit avoir dormi toute la nuit précédente. Cependant il éprouve encore de l'agitation ; sa peau est encore chaude et sèche, sa langue est rouge sur les bords. Je prescris 1 gram. et demi de nitrate de potasse dans un litre de décoction de chiéndent. Et, par la continuation de cette tisane pendant plusieurs jours, ainsi que par l'emploi prolongé des demi-lavements émollients, l'urine, qui jusqu'ici avait toujours été rouge, devient citrine, et les symptômes déjà indiqués de l'inflammation générale disparaissent.

Le 14, la langue étant devenue blanchâtre, je prescris la potion purgative de feu mon oncle, et le malade se croit guéri complètement, lorsque, le 17, il est pris de frissons suivis de chaleur, qui, se reproduisant à jours alternes, constituent une fièvre intermittente à type tierce. Vu l'état de phlogose dans lequel se trouvait l'estomac, je me garde bien de rien ingérer dans ce viscère pour guérir la fièvre intermittente, et j'ai le bonheur de guérir celle-ci à l'aide de frictions, faites sur le rachis, avec l'essence de térébenthine.

Fièvre intermittente double quarte.

XIV. La mayre de la campagne dite *la Plochuque* avait depuis quelque temps des accès de fièvre qui se suivaient deux jours de suite, et discontinuaient un seul jour. Elle n'avait pris que de la limonade pour calmer la soif intense qui la fatiguait pendant les accès. Ceux-ci augmentant toujours d'intensité, et la malade s'y montrant chaque fois plus assoupie, je fus mandé le 30 Août 1840. La langue était couverte d'un enduit blanchâtre et épais, mais sa pointe était rouge et un peu sèche ; de plus, l'épigastre était douloureux. Il y avait donc indication et contre-indication pour un vomitif. L'indication me paraissant plus forte que la contre-indication, à cause de l'assoupissement progressif que j'ai déjà mentionné, je prescrivis 1 gram. d'ipécacuanha en poudre, avec addition de 5 centigr. de tartre stibié, le tout divisé en trois doses et devant être pris le lendemain, jour d'accès. Celui-ci manqua, ainsi que celui du surlendemain, 1er Septembre. Ce premier succès me détermina à administrer la potion purgative de feu mon oncle, quelques jours après, et la malade fut bientôt assez bien pour venir chez moi, le 6, quoique encore faible, dégoûtée. Je lui prescrivis de l'eau de veau, quelques cataplasmes de farine de lin sur l'estomac où elle éprouvait quelques douleurs ; mais ce ne fut pas tout : le 13, les accès reparurent, et, cette fois, toute complication ayant été détruite, je prescrivis 60 centigr. de sulfate de quinine qui, continué pendant trois jours à dose décroissante, amena une guérison complète.

Fièvre intermittente , bilieuse, guérie sans quinquina.

XV. Jean-Louis , homme de peine, habitant Montpellier depuis quelque temps , quoique originaire de Béziers , était allé , en 1841 , à Aigues-Mortes, pour y gagner de plus fortes journées , lorsqu'il fut bientôt pris d'une chaleur qui , chaque soir , devenait brûlante et s'accompagnait de sueur , avec céphalalgie et inappétence. Il revint à Montpellier , et m'envoya chercher le 25 Octobre. Sa langue était large et très sale ; il se plaignait d'amertume à la bouche ; le pouls n'était ni très-plein ni très-dur ; mais la peau chaude, la face animée et les rêvasseries du sommeil me déterminèrent à saigner du bras ce malade , qui d'ailleurs était jeune et d'une forte constitution. Cependant la saignée ne fut que préparatoire, et partant peu copieuse ; immédiatement après, je fis prendre 1 gram. d'ipécacuanha et 5 centigr. de tartre stibié en trois doses. J'obtins , par ce moyen , des vomissements abondants de matière porracée, et l'état général du malade fut tellement amélioré, que je pus lui administrer , le surlendemain , la potion purgative de feu mon oncle, afin de déterminer l'évacuation des saburres dont la saleté de la langue indiquait encore la présence dans le tube digestif. Des évacuations alvines abondantes augmentèrent , en effet , le soulagement que le malade avait déjà éprouvé par l'emploi du vomitif, à la suite duquel avait même disparu une douleur sourde de l'épigastre ; mais la céphalalgie n'avait pas cédé complètement, et le malade éprouva une sensation de bruit dans la tête. Le 1er Novembre, je lui fis appliquer 10 sangsues derrière chaque apophyse mastoïde, et des cataplasmes de farine de lin très-chauds tout autour des pieds, à la chute des sangsues. Durant la nuit qui suivit cette application des sangsues et des cataplasmes, il y eut une grande sueur dans la moitié supérieure du corps ; et, le 2, le malade se sentit beaucoup mieux. Sa langue fut dépouillée de l'épithélium, et le tissu sous-jacent devint rouge.

Le 3 Novembre, je permis un léger potage, qui fut bien supporté ; et, les jours suivants, je pus rendre l'alimentation de plus en plus substantielle.

Fièvres rémittentes.

XVI. Après un voyage dans lequel je m'étais arrêté, le 30 Septembre 1841, avec une de mes filles, alors âgée de 5 ans, à Mèze, et l'avais conduite tout autour du port pour lui montrer les bateaux qui y étaient, cette enfant perdit sa gaîté naturelle, et fut d'abord simplement indisposée. En effet, le 3 Octobre, elle demanda à se coucher de meilleure heure que de coutume ; et, le lendemain, sa langue fut pointillée de blanc, son haleine fut acide. Je diminuai son alimentation, et la maintins dans la maison. Le pouls n'était d'ailleurs qu'un peu fréquent ; mais, chaque jour après-midi, elle éprouvait de l'accablement ; et, au lieu de jouer comme à l'ordinaire, elle s'asséyait dans un fauteuil, y restant comme endormie. La durée de cette période d'assoupissement augmentant de jour en jour, et la fièvre, continue, devenant assez forte, je me décidai enfin, le 14, à faire faire des frictions sur l'abdomen et à la partie interne des cuisses, avec la teinture de quina renforcée de sulfate de quinine. La fièvre rémittente continuant sa marche, malgré ce moyen thérapeutique, et les accès s'accompagnant quelquefois de délire, je fis prendre à l'intérieur, le 20, 30 centigr. de sulfate de quinine en trois doses.

Le 21, l'assoupissement, qui peu à peu était devenu presque continuel, fut si prononcé, que je fus obligé d'appliquer des sinapismes à la plante des pieds. L'excitation artificielle produite par ce moyen ayant ravivé l'intelligence de cette pauvre enfant, je lui réitérai des questions que je lui avais très-souvent faites d'ailleurs pour savoir si elle n'éprouvait pas de douleur à la tête ; car, dès les premiers jours où j'avais observé l'assoupissement, j'avais attribué celui-ci à une contusion. L'enfant me répondit, les yeux fermés, qu'elle souffrait à la région temporale, qu'elle désigna même en y portant la main, et tout aussitôt j'appliquai 8 sangsues sur le point indiqué, après avoir toutefois coupé les cheveux et rasé une partie du cuir chevelu. Après la chute des sangsues, j'appliquai un vésicatoire à la partie interne de chaque cuisse. Aidé des conseils du professeur Golfin, qui, de son côté, craignait fort une hydrocéphalie, j'administrai, le 22, 15 centigr. de calomel et autant de jalap, de trois en trois heures, sans discontinuer l'emploi du sulfate de quinine que je donnais chaque jour à la dose de 40 centigr. dans de la conserve de roses ou dans du sirop.

Le 23, il y eut beaucoup moins d'assoupissement, et l'enfant alla plusieurs fois à la selle. Le 24, l'assoupissement fut encore moindre, mais je constatai un abaissement de température assez prononcé, pendant quelques instants de l'après-midi, au bout du nez et aux extrémités tant supérieures qu'inférieures. Cette circonstance me détermina à saupoudrer, avec 20 centigr. de sulfate de quinine, chacun des deux vésicatoires apposés aux cuisses.

Le 25, malgré cette addition faite à toutes les prescriptions sus-mentionnées, et dont aucune n'avait été suspendue, l'abaissement de température aux parties indiquées s'est reproduit jusqu'au 29, jour où j'ai joint, à tous les moyens indiqués déjà, un lavement avec 30 centigr. de sulfate de quinine.

A partir de ce jour, il n'y a plus eu de symptômes de fièvre rémittente, et je n'ai plus eu qu'à diriger la convalescence de l'enfant, en supprimant succes-

sivement les différents moyens thérapeutiques auxquels je devais le salut de ma fille.

XVII. Le 26 Août 1842, Mlle Suzette Pourquier,
âgée de 15 ans, revint, malade, de Lunel où régnait
un assez grand nombre de fièvres à divers caractères.
Elle s'alita le 29, se plaignant d'un anéantissement
général et de vives douleurs à l'ombilic et à l'épigastre. Appelé le 30, vers midi, auprès de cette
jeune fille, je lui trouvai le pouls fréquent mais
dépressible, la langue recouverte d'un enduit blanc
bien dessiné, et les douleurs sus-indiquées de l'ombilic et de l'épigastre furent augmentées par l'exploration de l'abdomen, à laquelle je me livrai. Il y
avait de la diarrhée depuis plusieurs jours. L'irritation des viscères abdominaux étant le symptôme
prédominant chez cette malade, je prescrivis 20
sangsues autour de la région ombilicale, des cataplasmes de farine de lin après la chute des sangsues,
des lavements avec la décoction de mauves, de la
tisane d'orge, et des crèmes de riz alternées avec
des bouillons maigres pour toute alimentation.

Le 31, à 6 heures du matin, on vint me chercher
en toute hâte, me disant que la malade venait d'é-
prouver une défaillance. Cependant je trouvai l'épigastre moins douloureux; mais l'hypogastre l'étant
encore aûtant que la veille, j'y fis appliquer autres
20 sangsues, et je prescrivis 32 gram. d'huile de

ricin mêlée à une égale quantité d'huile d'amandes douces. Je recommandai d'administrer ce laxatif après la chute des sangsues, et dans le but d'expulser les matières qui déterminaient probablement l'irritation intestinale, et dont la présence m'était démontré e par l'état micacé de la langue. Par suite de l'administration de ces deux huiles données par cuillerées, de demi-heure en demi-heure, il y eut des vomissements, tantôt verdâtres et tantôt jaunâtres, ainsi que des selles spumeuses, glaireuses et blanchâtres. A ma visite du soir, pendant laquelle me furent donnés ces renseignements, je trouvai le ventre moins douloureux dans tous ses points, et la malade se sentait elle-même beaucoup mieux. La diarrhée persistant néanmoins, et étant fétide, je prescrivis un demi-lavement avec la décoction de graine de lin et une cuillerée de chlorure de chaux.

Le 1er Septembre, Suzette Pourquier m'apprend qu'elle a dormi durant trois heures consécutives, sans aucun de ces rêves qui l'agitaient dans les nuits précédentes, et qui avaient même déterminé sa mère à m'envoyer chercher. La langue est moins blanche; l'abdomen est dégagé de toute douleur, mais il y a eu deux selles durant la nuit. Je prescris donc la continuation du chlorure de chaux dans le demi-lavement avec la décoction de graine de lin. La nuit du 1er ayant été agitée, et cette agitation ayant correspondu à celle de la nuit du 29 au 30, je pres-

crivis 60 centigr. de sulfate de quinine dans 120
gram. de véhicule, à prendre dans la journée ; et,
grâce à cet antipériodique, le type tierce des exacerbations nocturnes ne se reproduisit plus. En effet,
La nuit du 2 au 3 fut bonne avec sommeil, et il
n'y eut qu'une selle. Le 3, la malade demandait des
aliments et digéra bien le bouillon de veau que je
lui permis. Le 4, je lui accorde deux potages ; le 5,
j'y joins du chocolat ; et, le 10, je discontinue de
lui donner mes soins, qui ne lui sont plus nécessaires.

Je pourrais citer cette observation comme un
exemple de fièvre typhoïde, si j'attachais aux gar-
gouillements de la fosse iliaque droite l'importance
que lui donnent certains médecins ; car, dans les
diverses explorations auxquelles je me suis livré pour
constater l'état local de l'abdomen dans cette maladie
que je regarde comme éminemment générale, j'ai
plusieurs fois senti et entendu le bruissement intestinal indiqué. Je pourrais encore donner comme
caractère de la fièvre typhoïde l'éruption miliaire
que j'ai observée sur l'abdomen, mais elle n'était évidemment due qu'à l'application des cataplasmes de
farine de lin. En résumé donc, je n'ai la prétention
d'avoir guéri cette jeune fille que d'une fièvre rémittente grave sans état typhoïde ; et la preuve en
est presque donnée par ce qui suit :

Le 18 Septembre, Suzette Pourquier fut reprise
d'inappétence, de sidération des forces et de ces rê-

vasseries qui, dans la nuit, inquiétaient d'autant plus sa mère qu'elles s'accompagnaient quelquefois de vociférations. Je fus appelé le 21, et je trouvai la langue recouverte encore d'un enduit blanchâtre très-épais, le pouls était fréquent (112 pulsations par minute) et dépressible, la peau chaude, les paupières inférieures et la peau des pommettes œdématiées ; il n'y avait de douleurs nulle part. Je ne prescrivis que de la tisane d'orge et le régime auquel j'avais déjà soumis la malade dès les premiers jours de sa maladie.

Le 22, j'apprends qu'il y a eu vomissement spontané d'une abondante quantité de matières porracées, et je prescris 12 décigr. d'ipécacuanha en trois doses. Ce vomitif produisit son effet ; et, le lendemain, le pouls était tombé à 72 pulsations, la peau était revenue à une température normale ; le sommeil avait été sans rêvasseries.

Le 24, je prescrivis la potion purgative de feu mon oncle pour le lendemain, et la convalescence eut lieu pour la seconde fois si heureusement, que la jeune fille a repris sa fraîcheur et son embonpoint. Elle s'est mariée quelque temps après ; et, devenue mère, elle a nourri deux enfants avec succès.

XVIII. Après avoir chassé, pendant plusieurs jours, sur les bords du Lez, M. Émile Vernon, jeune homme âgé de 17 ans, ayant eu déjà d'ailleurs

quelques accès de fièvre intermittente, fut obligé de
s'aliter, et sa mère m'envoya chercher le 9 Novembre
1845. Je trouvai le malade dans un état de fièvre
très-intense, caractérisé par l'animation de la face,
la chaleur de la peau et l'état du pouls qui, quoique
bondissant, n'était cependant pas assez plein pour
me permettre de pratiquer une saignée générale.
D'ailleurs il y avait, à l'épigastre, une douleur assez
vive, et la langue présentait une certaine rougeur
anormale. Ces circonstances me déterminèrent à faire
appliquer 12 sangsues au creux épigastrique. Cette
application fit bien disparaître la douleur de l'estomac, mais le jeune malade resta très-fatigué, souffrant de partout, et agité par une fièvre continue
contre laquelle je n'administrai que l'infusion de
mauve acidulée, des crèmes de riz, et des bouillons
maigres. Le 12, la douleur de l'épigastre s'étant réveillée, et l'état général du malade restant le même,
je fis appliquer à l'épigastre 12 autres sangsues qui
combattirent tout aussi bien la douleur ; mais la fièvre
se continua avec des exacerbations dans lesquelles
il y avait quelquefois du délire qui cédait à de simples cataplasmes de farine de lin très-chauds appliqués sur ou sous les pieds. Le 15, la langue
devint brunâtre ; et, le 16 au matin, après une
nuit très-agitée, les urines étant redevenues très-
rares, toute la langue était très-noire et très-sèche,
ce qui fatiguait beaucoup le malade. Je prescrivis

aussitôt 60 centigr. de sulfate de quinine dans 120 gram. de véhicule. A peine trois cuillerées de cette potion furent-elles administrées, que la langue fut plus humide ; et, le soir, la potion étant bue en entier, la langue avait repris son aspect naturel. Malgré la continuation du sulfate de quinine, la langue parut noire et sèche en entier le 18 au matin ; et je crus pouvoir attribuer cette réapparition d'un symptôme fâcheux à la négligence avec laquelle était administrée la potion, depuis que le malade allait mieux. Il arrive, en effet, dans ces cas, que non-seulement on ne donne pas le nombre de cuillerées voulues, mais encore que les cuillerées sont trop petites. Pour éviter cet inconvénient, je substituai à la potion la forme pilulaire, et recommandai de bien donner ainsi, en six fois, les 60 centigr. de sulfate que je prescrivais chaque jour pour les vingt-quatre heures. Sur ces recommandations, et probablement par suite de la fidélité avec laquelle elles furent observées, la langue reprit son aspect normal, le 19.

Le 20, le malade avait dormi tout d'une haleine, plusieurs heures de suite, pendant la nuit ; ses urines, quoique assez abondantes, étaient très-bourbeuses. Le 21, elles devinrent claires, et la fièvre était très-peu prononcée. Je substituai les frictions avec la teinture de quina à l'ingestion stomacale du sulfate de quinine ; mais la teinte noire de la langue reparaissant le 23, je me hâtai de reprendre la potion

dans laquelle je diminuai peu à peu la dose du sulfate de quinine.

Dans les premiers jours de Décembre, M. Émile
Vernon fut assez bien pour sortir un peu, et il ne
tarda pas à être parfaitement guéri.

Fièvre rémittente larvée.

XIX. Pierre Panafieu, palefrenier chez MM. Bimar
et Glaize, âgé de 49 ans, d'une forte constitution,
d'un tempérament bilioso-sanguin, était indisposé
depuis une huitaine de jours, lorsqu'il fut obligé de
s'aliter, le 19 Juillet 1851, éprouvant dans tout le
corps une grande chaleur, une lassitude extrême,
et une soif intense. Ces symptômes furent tellement
prononcés dans la nuit du 20 au 21, qu'il demanda
à être saigné ; et il me fit appeler pour cela. Le
pouls était plein et assez dur ; mais il y avait dans
les muscles de l'avant-bras des mouvements brusques
et involontaires qui me firent hésiter à tirer du
sang à cet homme étiolé par son séjour presque
continu dans l'écurie, sa vie inactive et son pen-
chant habituel à la boisson. Le teint bilieux du sujet
me portait plutôt à administrer quelque évacuant ;
mais, la langue n'étant pas chargée, je me décidai
pour une saignée de 300 gram. environ, indiquée
d'ailleurs par une forte céphalalgie, indépendante de
tout embarras gastrique. Le malade fut mis à l'usage

de boissons délayantes et de bouillons maigres, alternés avec des crèmes de riz. Quinze jours se passèrent ainsi dans l'expectation, le pouls étant habituellement accéléré et quelquefois dur ; la peau, ordinairement chaude, et quelquefois moite, les urines étant rouges et sédimenteuses.

Le 3 Août, le malade ayant beaucoup rêvassé pendant la nuit, le pouls étant redevenu plein et dur, la tête douloureuse, je réitérai la saignée du bras ; et, le 5, je fis appliquer 10 sangsues derrière chaque apophyse mastoïde, ayant soin, après chaque saignée, tant générale que locale, de faire envelopper les pieds avec des cataplasmes très-chauds de farine de lin.

Panafieu se dit soulagé par ces différents moyens, mais le pouls resta plein et dur ; la peau, chaude, fut quelquefois couverte de sueur ; les urines restèrent bourbeuses. Cette prolongation de la maladie inquiéta d'autant plus la famille Bimar, que je me gardai bien de porter un pronostic, et l'on me proposa une consultation avec mon honoré collègue, le docteur Barre.

Malgré l'empressement avec lequel j'acceptai, suivant mon habitude, cette consultation, plusieurs jours s'écoulèrent avant qu'elle eût lieu ; et, lorsque nous nous réunîmes, le malade était si bien, que je proposai de le purger le lendemain, ce qui fut approuvé par le docteur Barre.

Mais, après ce purgatif, administré le 15, le
malade revint à ses rêvasseries et à ses bouffées
fréquentes de chaleur. Aussi, quoiqu'il n'y eût pas
d'accès de fièvre, à proprement parler, ce que je
soupçonnais et surveillais depuis long-temps, je me
décidai à administrer le sulfate de quinine, pour lequel le malade eut une répugnance invincible, et
auquel je substituai l'extrait alcoolique de quina, à
la dose de 8 gram. par 24 heures. Aussitôt les accès
de fièvre rémittente quotidienne furent parfaitement dessinés par les stades de frisson, de chaleur
et de sueur. Je continuai l'emploi de l'extrait alcoolique de quina, en l'associant au sel d'absinthe, suivant la formule de feu mon oncle; j'y ajoutai même
du sirop de baies de nerprum, parce que la langue
s'était finalement recouverte d'un enduit jaune brunâtre. Le malade fut abondamment purgé, à plusieurs
reprises, par ce moyen, et les accès de fièvre, dont
la rémission devint de moins en moins sensible, disparurent. Il n'y eut plus de rêvasseries, ni de pesanteur de tête; je n'eus plus qu'à diriger le régime du
malade, et il put reprendre ses occupations de palefrenier, le 11 Septembre.

Fièvres malignes.

XX. Gras fils, âgé de 22 ans, domestique à l'une
des campagnes de M. De Boussairolles, fut pris de

délire, le 1er Mars 1837, et je fus appelé soudain
auprès de lui. Il se croyait poursuivi, voir des mouches, etc.; mais, rappelé à lui-même, il me reconnut, m'apprit qu'il était malade depuis l'avant-
veille, ayant éprouvé, le matin, à 8 heures, du
frisson bien caractérisé, et puis de vives douleurs
au front et dans les deux côtés de la poitrine. Le
pouls était fréquent, mais peu développé; la langue
peu sale, et les urines limpides. Je prescrivis aussitôt 60 centigr. de sulfate de quinine dans 90 gram.
d'eau édulcorée avec 30 gram. de sirop, le tout devant être pris par cuillerées à bouche, d'heure en
heure. Je fis en même temps appliquer, autour des
coude-pieds, des cataplasmes très-chauds de farine
de lin saupoudrés avec un peu de moutarde.

Le 2, j'appris, à ma visite, que le délire avait
cessé, la veille, peu après l'application des cataplasmes, et que le frisson qui avait déjà eu lieu,
pendant trois jours, à 8 heures du matin, ne s'était
plus manifesté qu'à 11, étant d'ailleurs beaucoup
moindre. Les urines étaient rouges, et la langue
couverte d'un enduit jaunâtre; le pouls concentré;
les douleurs thoraciques avaient disparu; le malade
n'avait aucun souvenir de son délire de la veille.
L'état de la langue me parut assez important pour
être pris en considération, attendu qu'il était l'indice d'un état saburral sous la dépendance duquel
étaient les autres symptômes : je prescrivis donc

60 centigr. d'ipécacuanha concassé et 1 gram. d'é-
corce d'orange amère, le tout bouilli et infusé
dans 180 gram. d'eau avec addition de 30 gram.
de sirop, pour édulcorer la mixture. Celle-ci dut
être prise par cuillerées d'heure en heure. Je prescrivis, en outre, des frictions, avec la teinture de
quina, sur la partie interne des cuisses, trois fois
par jour, de manière à ce que 30 gram. de ladite teinture fussent employés dans les vingt-quatre heures.

Le 3, on m'informa que la mixture administrée
la veille avait procuré de bonnes évacuations alvines,
que le malade avait passé une bonne nuit, que, le
matin, il n'y avait pas eu de frisson ; mais qu'à 10
heures il y eut de la chaleur, et plus tard de la sueur :
je trouvai le pouls moins concentré, la tête libre, mais
les yeux exprimaient quelque chose d'insolite ; la langue était dépouillée de son enduit, mais elle restait
blanche ; les urines n'étaient pas plus rouges que la
veille. En présence de cet état du malade, je ne prescrivis que la réitération de la teinture de quinquina,
à la dose de 30 gram., pour frictions ; et je permis du
bouillon gras alterné avec des bouillons maigres.

Le 4, le malade et sa famille se réjouissaient de
la manière dont il avait passé la journée, lorsqu'à
6 heures du soir survint tout à coup du frisson qui
dura jusqu'à 8 heures, et fut remplacé, en ce moment, par une chaleur qui, vers minuit, fut suivie

de sueurs, et se prolongea jusqu'à 2 heures du matin. Du délire survint en même temps.

Le 5, n'ayant pu voir le malade que dans l'après-midi, je le trouvai assez calme, le pouls n'étant qu'irrégulier dans son rhythme, les urines étant presque laiteuses, et une selle fétide ayant été poussée. Je prescrivis, de nouveau, la potion anti-périodique et la continuation des frictions avec la teinture de quinquina.

Le 6, je retrouvai le malade assez bien, et je recommandai de continuer la potion antipériodique et les frictions avec la teinture de quinquina, avec la plus grande persévérance.

Le 7, la mère du malade vint m'annoncer, à 11 heures, qu'il était bien ; mais à peine fut-elle de retour auprès de lui, qu'elle le trouva dans une agitation extrême résultant de la chaleur fébrile, qui elle-même succédait à un frisson bien prononcé, mais moins intense que précédemment. On vint me chercher, et, malgré l'effroi du malade ainsi que celui de sa famille, je constatai que l'accès était beaucoup moindre que les précédents, attendu surtout qu'il ne s'accompagnait pas de délire. Mais, le malade accusant depuis la veille des pulsations douloureuses dans le conduit auditif interne du côté gauche, et les yeux hagards m'ayant toujours fait craindre une pléthore cérébrale, je fis appliquer 30 sangsues aux apophyses mastoïdes, et des cataplasmes très-chauds de farine de lin saupoudrés de moutarde aux coude-pieds. Je prescrivis en même temps de donner deux cuillerées au lieu d'une de la potion antipériodique, et de continuer activement les frictions avec la teinture de quina.

Le 8, j'appris que les sangsues avaient fait cesser le battement incommode que le malade accusait dans l'oreille, et qu'il avait passé une bonne nuit, après une sueur abondante. Sa langue était large, peu blanche, et ses urines plus claires. Malgré cela, je prescrivis de nouveau la potion avec le sulfate de quinine dont le malade avait déjà pris 3 gram., mais je n'en fis plus prendre qu'une cuillerée chaque deux heures. Je les distançai même davantage les jours suivants; et, rien de nouveau ne s'étant reproduit, je suspendis aussi, le 10, les frictions avec la teinture de quina.

Le 17, un écoulement de pus eut lieu par l'oreille gauche, et se continua pendant une douzaine de jours. Quand il eut cessé, je fis appliquer un vésicatoire au bras de ce côté.

XXI. Le même se trouva encore indisposé le 24 Août 1839, et s'alita. Son indisposition avait commencé par une sensation de froid au cou, pendant qu'il conduisait sa charrette. Il avait tout d'abord cherché à se prémunir contre ce froid du cou, en mettant son mouchoir en guise de cravate. Plus tard, ayant eu besoin du mouchoir pour son nez, il le retira du cou, et sentit encore le froid en cette région. Le 26, il éprouva un frisson général, mais il l'attribua à une émotion.

Le 27, de grand matin, il fût pris inopinément d'un délire que les parents attribuèrent encore à l'émotion soi-disant productrice du frisson du 26. Cependant ils m'envoyèrent chercher en toute hâte. Le malade accusant une douleur très-prononcée au-dessus et en dedans des orbites, quoique le pouls ne fût ni très-dur ni très-plein, je pratiquai au bras une saignée de 300 gram. environ qui produisit un soulagement instantané. Mais, malgré la diète à laquelle j'avais soumis Gras, et quoique le sang que je lui avais tiré la veille n'eût pas présenté la couenne inflammatoire, il fut repris de délire dans la soirée, connaissant pourtant ses parents, et répondant à leurs questions. Des cataplasmes très-chauds de farine de lin ayant été apposés aux pieds, ainsi que je l'avais conseillé en cas de besoin, amenèrent du calme, et le malade dormit assez bien pendant la nuit suivante; mais, dès 4 heures du matin, le délire reparut avec des vociférations effrayantes et des efforts réitérés pour sortir du lit. A cet état de fureur avait succédé l'accablement; et, lorsque j'arrivai auprès de lui, à 5 heures du matin, sa face était plombée, au lieu d'être rouge comme la veille; son pouls était fréquent et mou; la langue était pourtant large, humide et nette; la pression de l'abdomen

ne paraissait douloureuse en aucun point. Je diagnostiquai une fièvre maligne, cet état morbide étant
assez fréquent dans la localité qu'habitait Gras, et
mon diagnostic fut confirmé par le professeur Estor,
que la famille de Boussairolles me proposa d'appeler
en consultation. Nous prescrivîmes, d'un commun
accord, des cataplasmes sinapisés aux cuisses et aux
jambes, avec l'intention d'administrer l'extrait alcoolique de quinquina, si le malade sortait de cet accès ;
mais il mourut à 6 heures du soir.

XXII. Le 29 Janvier 1843, à 9 heures du soir,
je fus appelé auprès de la femme Gallot, qui était
dans le délire, ne reconnaissait personne, et voulait
à tout instant se lever du lit pour aller aux Cabanes.
Quand avait commencé cet état ? Tout ce qu'en savait son mari, c'est qu'il l'avait laissée, le matin,
atteinte seulement d'un gros rhume. Le pouls était
concentré, le ventre tendu ; et ma main, en remon-
tant vers le thorax, fit exprimer à la malade un té-
moignage de douleur sous le sein gauche. Je fis
appliquer 20 sangsues sur ce point, et des cataplasmes
très-chauds aux coude-pieds ; je prescrivis du looch
blanc et une tisane pectorale. Immédiatement après
l'application des sangsues, le délire cessa ; et, le
30, je trouvai la malade raisonnant bien, et n'éprouvant plus aucune douleur au thorax. Elle m'apprit
que, le 27, étant allée faire du bois, elle avait trouvé

le poids de son faix plus pénible que de coutume ;
qu'elle avait sué, et, qu'en arrivant chez elle, elle
avait bu deux verres d'eau ; qu'elle avait été immédiatement prise d'un froid intense, et puis d'une sueur
abondante qui l'avait obligée à aller chercher une
chemise dans son armoire.

A 4 heures du soir, le délire reparut, et je fus appelé de nouveau. Je demandai si la malade n'avait pas
préalablement éprouvé du frisson , et le mari me
répondit qu'il y en avait eu le matin, vers 6 heures, ce
dont la malade ne m'avait pourtant rien dit quand
je l'avais interrogée. Quoi qu'il en soit , je prescrivis 75 centigr. de sulfate de quinine dans 120
gram. de véhicule ; et, quoique l'on n'eût donné que
la moitié de cette potion, le lendemain , 1er Février,
il n'y eut, vers les 4 heures du soir, que de la
céphalalgie. Je fis sentir le danger qu'il y aurait à
négliger la continuation du sulfate de quinine ; et,
celui-ci étant continué à doses décroissantes , la
céphalalgie périodique diminua aussi progressivement d'intensité , et disparut enfin complètement.

XXIII. Louis Cabane, âgé de 21 ans, d'une forte
constitution, quoique ayant été d'un tempérament
très-lymphatique pendant son enfance , était malade
depuis quelques jours, quand je fus appelé auprès de
lui, le 22 Septembre 1850. Il accusait une violente
céphalalgie sus-orbitaire, et son pouls était plein,

dur et bondissant. Je pratiquai une saignée de 250
gram. environ, et obtins un sang fort plastique,
présentant à sa surface une couenne inflammatoire.
Par suite de cet aspect du sang, et de la persistance
de la fièvre ainsi que de la céphalalgie, je tins le
malade au bouillon maigre et à la tisane de mauve
acidulée, jusqu'au 29. Je lui fis même garder le lit,
quoiqu'il trouvât cette précaution fort inutile, disant
qu'il ne se sentait pas assez malade pour cela.

Le 29, la langue présentant un enduit blanchâtre,
et le malade menaçant toujours d'aller reprendre son
travail, je lui prescrivis, pour le lendemain, la
potion purgative de feu mon oncle, quoique le pouls
fût encore assez fébrile, et que j'eusse encore, à
cause de cela, différé l'emploi du purgatif, si le
malade n'avait pas été aussi indocile. Il fut d'ailleurs
bien purgé, et se trouva mieux. Mais, le 2 Octobre,
à 7 heures du soir, après avoir d'ailleurs bien passé
la journée, Cabane m'envoya chercher, disant
éprouver une chaleur insolite. Quand je fus auprès
de lui, son pouls et sa température générale ne me
révélèrent pourtant rien; mais, le 3, je trouvai la
langue sèche et rouge, à la pointe; il y avait eu du
délire pendant la nuit. Je prescrivis aussitôt 6 sangsues à chaque malléole interne; et, le soir, le malade
était mieux.

Le 4, au matin, le mieux se soutenait; mais,

le soir, il parlait encore de tête, et je prescrivis autres
12 sangsues aux malléoles.

Le 5, la langue redevint sèche et rouge ; la palpation de l'abdomen me révéla une douleur à l'hypocondre droit. J'y fis appliquer 12 sangsues et un
large cataplasme de farine de lin, en même temps que
je prescrivis 4 gram. de résine de quina avec 1 gram.
de sel d'absinthe dans 120 gram. d'eau.

Ayant averti les parents du danger dans lequel me
paraissait ce malade, une consultation me fut proposée avec le docteur Jallaguier, qui approuva de
tout point mes prescriptions, et proposa d'y ajouter
des pilules contenant chacune 5 centigr. de camphre,
1 décigr. de nitre et 25 milligr. de musc.

Le 6, l'abdomen fut douloureux et tendu dans
tous ses points, mais plus particulièrement sous l'ombilic. J'y fis appliquer 20 sangsues et un cataplasme
de farine de lin, sans discontinuer toutefois l'emploi de la mixture, ni celui des pilules sus-mentionnées.

Le soir, le malade parut mieux aller. En effet,
sa langue, qui, dès les premières cuillerées de la
mixture, avait commencé de perdre sa sécheresse,
continua d'être humide, quoique encore rouge ; le
pouls ne fut ni dur ni trop dépressible, ni saillant ni
concentré, ni fort ni petit ; la respiration, qui était
précipitée et presque haletante au moment de la
consultation, fut à peu près normale depuis l'emploi
des premières pilules. La diarrhée, dont la première

apparition était antérieure à l'emploi de la mixture, fut abondante.

Le 7, la nuit fut moins agitée que les précédentes : le malade ne témoigna pas la volonté impérieuse de se lever comme précédemment ; il parla seulement de son travail. La langue fut un peu sèche, mais d'un beau rouge, tandis qu'elle avait été croûteuse et brune avant l'emploi de la mixture. Il y eut des selles involontaires, mais le ventre fut moins tendu. Le pouls devint dépressible et un peu fréquent ; le malade dit toujours mieux aller, mais il est évident qu'il ne savait ce qu'il disait. Sa voix se ressentait de la sécheresse de la langue, et était un peu soufflée. Je joignis à l'administration intérieure de la mixture et des pilules l'emploi extérieur de la teinture de quina, mêlée par parties égales à la teinture antispasmodique de feu mon oncle, et avec addition de 60 centigr. de sulfate de quinine. Je fis mettre 120 gram. d'onguent napolitain sur le ventre, où je n'osai plus appliquer de sangsues, mais que je croyais toujours le siége d'une phlegmasie profonde.

Le 8, vers les 3 heures, il survint de la sueur à la tête ; et, plus tard, cette sueur devint générale et si abondante, que je fis changer le malade de chemise. La langue étant alors parfaitement humide et parfaitement nette, je me demandai si cette sueur ne pourrait pas être salutaire ; et je recommandai la plus grande exactitude dans l'administration du quina, tant à l'intérieur qu'à l'extérieur.

Mais, le 9, à 7 heures du matin, je trouvai le malade privé de toute connaissance, ne voulant plus rien prendre de ce qu'on lui présentait, et sa mort eut lieu quelques heures après. C'était le vingt-et-unième jour de la maladie.

Fièvre adynamique.

XXIV. Le 28 Novembre 1849, la femme Bastide, âgée de 68 ans, forte, robuste et active, fut prise de vomissement spontané, à 4 heures du soir. Elle balaya elle-même le produit de son vomissement, et, peu après avoir bu quelques tasses d'infusion de thé, se remettant devant la cheminée, la tête dans ses mains, elle délira, et fit des questions saugrenues à sa fille. Celle-ci la coucha, et la nuit se passa ainsi. Je ne fus même appelé que le 29, à 8 heures du soir, et je trouvai la femme Bastide couchée sur le dos, la face rouge, la bouche un peu déviée à gauche et ne pouvant proférer un seul mot, autant par suite de la paralysie de la langue que par suite de celle de l'intelligence. Le pouls était fréquent, mais trop peu plein pour permettre une saignée générale. Je prescrivis donc 20 sangsues derrière chaque apophyse mastoïde, et des cataplasmes très-chauds, avec addition d'un peu de farine de moutarde, aux extrémités inférieures. En outre , je fis mettre un cataplasme émollient sur le ventre , qui était doulou-reux à la pression , et je vidai , à l'aide d'une al-galie , la vessie distendue par l'urine et laissant couler celle-ci par regorgement.

Les sangsues ne furent appliquées qu'au nombre de 6 pour chaque côté , et l'amélioration ne fut pas grande. En effet , le 30 Novembre , le pouls était un peu moins fréquent , la face moins rouge , mais les facultés intellectuelles n'étaient nullement recouvrées. Cependant la parole était possible; car la malade disait à tout propos le mot *en contrari*. Je fis appliquer deux vésicatoires aux bras ; et , le soir , je fis promener de nouveaux sinapismes sur les extrémités inférieures. Ces moyens agirent bien , et la femme Bastide parut moins étrangère à ce qui se passait au-tour d'elle.

Le 31 , à ma visite du soir , j'appris que la face avait été très-animée vers 2 heures après midi ; et , le lendemain , 1er Décembre , à la même heure , la femme Bastide devint si pâle , que l'on craignit de la voir s'évanouir. Peu après , je trouvai chez elle un tel état de réaction , que je crus à une nou-velle congestion cérébrale. Je prescrivis encore 10 sangsues derrière chaque apophyse mastoïde ; mais leur cherté fit qu'on ne les appliqua pas , et cepen-dant cette réaction cessa d'elle-même. Je soupçonnai, dès lors, qu'elle était symptomatique d'une fièvre in-

sidieuse ou maligne., et je prescrivis 60 centigr. de
sulfate de quinine. Malgré ce sel , la périodicité se
continuant chaque jour , sous des formes différentes, je substituai au sulfate de quinine l'extrait
alcoolique de quina , à la dose de 4 gram. dans 120,
gram. de véhicule dont firent partie 30 gram. de
sirop de nerprum. J'administrai cette mixture dans
le double but d'obtenir une action fébrifuge et une
action purgative, le rectum étant aussi paresseux
que la vessie. Je fus même obligé de continuer de
temps à autre l'emploi des purgatifs ; car la vie
de la femme Bastide resta automatique. Cette malade ne sortit pas de son état de prostration ; un
vaste abcès se forma sous les muscles fessiers , et
m'obligea à employer le bistouri pour donner issue
au pus, le 27.

Cet abcès était-il promoteur des exacerbations fé-
briles contre lesquelles j'avais vainement administré
diverses préparations de quina ? je l'ignore ; mais
une chose digne de remarque , c'est que, depuis la
formation de cet abcès , la femme Bastide recouvra
peu à peu son intelligence. En effet, elle me tendait
la main et me la pressait amicalement toutes les fois
que je venais de la sonder ou de la panser ; elle com-
prit, de jour en jour, ce qui se disait autour d'elle , et
en garda le souvenir ; mais les noms substantifs ne
lui étaient pas encore familiers.

Cependant, alors que l'intelligence revenait gra-

duellement, les membres inférieurs s'œdématièrent, la
plaie de la région fessière prit un caractère de plus
en plus fâcheux ; et , malgré des injections avec
le chlorure de chaux, des pansements avec l'onguent égyptiac, la femme Bastide s'éteignit au milieu
de l'adynamie la plus complète, et succomba le 15
Janvier 1850.

Fièvre nerveuse.

XXV. Le 17 Janvier 1849, je fus appelé en toute
hâte auprès de Mlle Mazel, âgée de 53 ans, qui
se disait près de mourir, et accusait des douleurs
atroces dans la tête. Couchée dans une petite chambre
dont la croisée avait un rideau bleu et épais, elle
paraissait avoir un teint plombé. Interrogée sur la
sensation qu'elle éprouvait au fur et à mesure que
je palpais son ventre, elle me dit y ressentir de la
douleur ; mais celle-ci n'était révélée par aucun signe
de la physionomie, ce qui me fit croire à l'exagération de la part de la malade ; et le rideau ayant été
soulevé, la figure avait plutôt l'aspect jaunâtre que
plombé. Je la rassurai donc sur son état, et ne lui
prescrivis que de l'infusion de tilleul, son pouls et
sa langue étant à peu près dans un état normal.

Le 19, au matin, je fus encore appelé en toute
hâte auprès de la malade, qui disait avoir des ser-
pents à sonnettes dans la tête et des enclumes sur les

pieds. Elle était de nouveau en proie à la crainte d'une mort prochaine. Ne voyant là que de l'aliénation mentale, je prescrivis un moyen thérapeutique dont feu mon oncle a le premier signalé les bons effets : 4 gram. de coloquinte en poudre très-fine dans 30 gram. d'axonge, pour frictions à faire sur l'abdomen, d'heure en heure, et du petit-lait pour boisson. Le soir, l'exaltation fut telle, que la malade voulut refaire son testament et recevoir les derniers sacrements.

Le 20, son pouls, qui jusqu'à ce jour n'avait présenté ni plénitude, ni rien qui permît de pratiquer une saignée, avait acquis un tel développement, que je pratiquai une saignée de 250 gram. Le sang fut très-noir et ne présenta pas la couenne inflammatoire. Cette saignée soulagea immédiatement la malade, qui fut calme toute la journée.

Le 21, la langue présenta un sédiment blanchâtre assez prononcé, et je prescrivis 5 centigr. de tartre stibié, à prendre en trois cuillerées d'eau, à dix minutes de distance l'une de l'autre. La malade vomit abondamment, et poussa deux selles.

Le 22, l'état mental fut beaucoup mieux, quoique la malade se montrât toujours préoccupée des idées d'une mort prochaine ; mais celle-ci ne l'effrayait plus, et lui suggérait seulement des dispositions.

Le 25, bien convaincu que l'état saburral avait été la cause occasionnelle de cette fièvre nerveuse, je prescrivis 30 gram. de citrate de magnésie dans une pinte d'eau sucrée ; la malade fut encore abondamment purgée, la langue se dépouilla complètement, et l'état mental alla de mieux en mieux. Mais, le 25, il survint des frissons suivis de chaleur et d'exaltation intellectuelle. Le 26, ces symptômes se reproduisirent à la même heure que la veille; et Mlle M..... m'apprit qu'elle avait eu, au moment où elle était tombée malade, des accès de fièvre contre lesquels le docteur Aubrée avait déjà administré le sulfate de quinine. Elle accusa même ce sel de l'avoir irritée, et elle me supplia de ne pas l'employer. Je lui prescrivis donc de l'acide arsénieux, qui, administré comme je l'ai déjà dit, produisit de très-bons effets, au bout de plusieurs jours ; et Mlle M..... était complètement guérie le 17 Février, c'est-à-dire un mois après l'invasion de sa maladie.

Fièvres muqueuses.

XXVI. Mlle Lucie Chamayou, encatarrhée depuis le 9 Mars 1837, me fit appeler le 14. Elle se plaignait de vives douleurs à la tête et à l'estomac. Sa langue présentait dans son milieu une teinte brune d'après laquelle je crus tout d'abord que la malade venait de manger des pruneaux ou du chocolat; mais il n'en était rien. De plus, cette langue, nullement lancéolée, et, au contraire, à surface bien plane, était presque diaphane ; le point même sur lequel se remarquait la teinte brune était loin de présenter de la sécheresse ; il était tout aussi humecté que le reste de l'organe : ce n'était donc pas là un symptôme d'inflammation franche de l'estomac, mais bien plutôt un indice d'atonie.

Les *règles* ayant paru la veille du jour où je fus consulté, et celles-ci étant tout aussi peu abondantes et d'un cours tout aussi difficile que de coutume chez la malade, je me contentai de faire appliquer des cataplasmes de farine de lin sur le ventre, le premier jour ; mais, des coliques violentes étant survenues, je fis mettre, le 17, 6 sangsues à la vulve. Cette application, suivie d'une hémorrhagie assez abondante, dégagea la tête ; mais, les coliques se continuant, et pouvant être attribuées à la constipation qui datait de six jours, je prescrivis un demi-lavement émollient qui entraîna des matières. Malgré cette évacuation alvine, les coliques persistèrent jusque dans la nuit du 18 ; et, à ma visite de ce jour-là, je trouvai la langue se recouvrant d'un enduit blanchâtre qui ne masquait pourtant pas la teinte brune dont j'ai parlé, et qui se trouva sous-jacente. La malade avait dans la bouche une saveur idéale de pois-chiches. Feu le docteur Bourquenod, que j'avais appelé en consultation à cause de cet état particulier de la langue, conseilla d'administrer un vomitif com-

posé d'ipécacuanha (60 centigr.) et de tartre stibié
(25 milligr.). Mais, un peu de flux menstruel ayant
paru à la vulve le 19, j'aimai mieux faire appliquer
6 autres sangsues au haut et en dedans des cuisses;
et j'observai, après cette seconde application, ce que
j'avais déjà observé après la première, savoir : que
la teinte brune de la langue était moins étendue vers
la pointe, son enduit visqueux et blanchâtre restant
le même. De plus, le pouls fut moins concentré après
cette application de sangsues qu'auparavant. Je prescrivis, non pas le vomitif pour lequel la malade avait
une répugnance invincible, mais une mixture avec l'ipécacuanha concassé (60 centigr.) et l'écorce d'orange
amère (4 gram.).

Cette mixture fut prise si négligemment, à cause
de la répugnance que la malade éprouvait pour tout
médicament, qu'elle n'agit pas; et, le 24, la langue
présentant le même aspect, la bouche étant amère et
aigre, le sommeil étant nul, je prescrivis 12 gram.
de magnésie calcinée dans 180 gram. de décoction
de pois-chiches torréfiés. Plusieurs selles furent
rendues dans la soirée, et la malade goûta pour la
première fois, depuis sa maladie, les douceurs du
sommeil dans la nuit suivante. Mais ce résultat avantageux ne fut pas de longue durée; et, le 26, le tube
digestif étant dans le même état d'inertie, je recourus
encore à la mixture avec l'ipécacuanha concassé et
l'écorce d'orange amère, recommandant bien de

l'administrer exactement. Il n'en fut rien ; et la malade, se désespérant d'être dans le même état, consentit à prendre, le 27, le vomitif que lui avait conseillé le docteur Bourquenod; elle en fut soulagée immédiatement par un meilleur état de la bouche et plus de facilité dans la respiration, dont la gêne ne m'avait pourtant pas été indiquée, mais la malade ne dormit pas mieux la nuit suivante.

Voyant la longueur de cette maladie, et présumant qu'elle pouvait se prolonger beaucoup plus encore, non-seulement à cause de sa marche propre, mais encore à cause de l'indocilité de la malade, qui trouvait toujours des prétextes pour éloigner tel médicament, je crus prudent de diriger mes vues vers l'alimentation, afin de soutenir les forces ; et, dans ce but, je lui fis prendre quelques petits potages gras alternés avec des bouillons maigres, des crèmes de riz, des pruneaux et autres aliments légers. Du petit-lait fait dans la maison, et pour cela préféré de beaucoup, par la malade, à celui que confectionnent les pharmaciens, fut tout ce que j'employai en fait de médicament. Je me trouvai bien de cette conduite, car la malade devint plus gaie, et trouva quelques heures de sommeil. Le flux menstruel reparut le 3 Avril, et dura jusques au 8. Ce retour de la menstruation s'accompagna d'un meilleur état des voies digestives, et la malade put prendre quelques aliments solides choisis dans du petit gibier d'abord, et puis dans des côtelettes d'agneau. Plus tard, elle déjeuna avec du chocolat, sans préjudice de deux autres repas, de plus en plus substantiels. La teinte brune de la langue ne disparut cependant que peu à peu ; et, le 16, n'étant pas allée du corps, depuis trois jours, elle prit un demi-lavement qui procura une évacuation alvine abondante.

Au moment où nous semblions toucher à la guérison, le 17, dans la nuit, elle éprouva du frisson suivi d'assoupissement, et celui-ci se continua dans la journée du 18. Dans la soirée de ce jour, n'y ayant pas eu d'évacuation alvine depuis celle produite par le lavement de l'avant-veille, je prescrivis un autre demi-lavement qui lâcha encore le ventre.

Le 19, le frisson de l'avant-veille reparut, à 7 heures du matin, et je prescrivis des frictions avec la teinture de quinquina sur les cuisses, qui, faites trois fois par jour, à la dose de 30 gram., arrêtèrent cette manifestation fébrile.

Les *règles* reparurent le 28, et durèrent jusqu'au 3 Mai. On devrait croire, d'après cela, que la maladie avait fait place à la convalescence, mais il n'en fut rien : le sommeil fut toujours insuffisant ; l'appétit, au lieu d'augmenter, diminua ; la langue n'offrit plus de traces de la teinte brune, mais elle resta transparente, et couverte d'un enduit muqueux incolore ; elle était surtout loin d'être aussi large qu'au commencement de la maladie, et devint un peu pointue ; il y

eut de la céphalalgie à peu près tous les jours ; enfin ,
le 30 , la malade vomit son repas , et je fus obligé
de la remettre à la diète. Elle se désespéra beaucoup.

L'assoupissement dont j'ai déjà parlé , et qui avait
été précédé de frissons, se reproduisant chaque deux
jours , je décidai la malade à avaler une potion dans
laquelle entrèrent 60 centigr. de sulfate de quinine.
Sous l'influence de cette potion , que la malade ne put
plus supporter au bout de deux jours , et à l'aide des
frictions toujours continuées avec la teinture de quina,
l'exacerbation fébrile cessa peu à peu , et je n'eus plus
encore qu'à m'occuper de l'alimentation de la malade,
qui ne fut définitivement guérie qu'à la fin de Juin.

XXVII. Le 9 Janvier 1838 , à 8 heures du soir ,
je fus appelé auprès de la même demoiselle Chamayou , qui , à la suite d'une émotion , venait d'être
prise d'une attaque d'hystérie , que je dissipai à
l'aide d'une potion dans laquelle entraient les eaux
distillées de cerise noire et de laitue (32 gram. de
chaque) , le sirop de sulfate de morphine (même
quantité) , et la liqueur anodine d'Hoffmann (10
gouttes). Le flux menstruel étant habituellement
supprimé chez cette demoiselle , je fis ensuite appliquer un cataplasme de farine de lin sur le ventre,
et 6 sangsues à la vulve.

Le 10 , la nuit ayant été sans sommeil , la face
étant très-animée , et le pouls , ordinairement petit ,

étant très-plein et développé, il fallut soustraire du sang, puisque la nature n'avait pas répondu à l'appel que je lui avais fait, et je prescrivis 20 sangsues au haut des cuisses. Il y eut un peu de sommeil durant la nuit suivante ; et, le 11, la face reprit son aspect naturel ; le pouls fut moins plein et moins dur.

Le 12, quelques gouttes de sang parurent à la vulve ; mais cela ne se continua pas, malgré la persistance avec laquelle s'appliquèrent les cataplasmes sur l'abdomen, se prirent des bains de siége chauds, s'administrèrent des pilules aloétiques, et se réappliquèrent quelques sangsues à la vulve.

Le 22, la langue prenant la teinte brune déjà notée dans l'observation précédente, et dans plusieurs observations de fièvre muqueuse décrite par Rœderer et Wagler, teinte qui s'est toujours manifestée dans les différentes maladies ultérieures de ma cliente, des vomituritions se joignant, en outre, à son inappétence, aussi prononcée que son insomnie, je prescrivis 12 décigrammes d'ipécacuanha qui, administré en trois doses, produisit des vomissements porracés et une selle diarrhéique. Sous l'influence de ces évacuations, la malade fut débarrassée d'une douleur épigastrique qu'elle accusait depuis le commencement de sa maladie, et d'une exacerbation qui survenait ordinairement vers midi ; mais celle-ci revint, le 25, plus intense peut-être ; et, ce jour-là même, la teinte brune de la langue, toujours humide d'ailleurs, fut aussi plus prononcée.

Ces circonstances, jointes au mauvais goût que la malade disait toujours avoir à la bouche, me déterminèrent, le 26, à prescrire pour le lendemain la potion purgative de feu mon oncle, qui détermina trois selles copieuses, et soulagea considérablement la malade.

Toutefois, celle-ci continuant à éprouver chaque jour, vers midi, une anxiété exacerbante, je prescrivis, le 29, 6 décigr. de sulfate de quinine et 1 seul d'extrait d'opium de Lalouette, en quatre pilules, dont la première fut prise le lendemain matin à 5 heures, et la dernière à 11. Ces pilules empêchèrent l'exacerbation quotidienne, et furent prescrites de nouveau pour le lendemain avec le même succès. Mais, des vomissements étant survenus, le 1er Février, peu après l'ingestion d'une de ces pilules que la malade prenait avec la plus grande répugnance, ainsi que tous les médicaments, je fus obligé de les suspendre.

Malgré cette suspension de l'antipériodique, l'exacerbation ne reparut pas; mais ce fut le tour de la douleur épigastrique qui avait cédé à l'ipécacuanha; et, avec ce retour de la douleur épigastrique coïncida une augmentation toujours plus grande de la teinte de la langue, qui paraissait finalement une extravasation sanguine sous la muqueuse de cet or-

gane. Je fis appliquer d'abord un écusson de thé-
riaque au creux épigastrique ; mais, n'en ayant pas
obtenu d'effet, je le fis bientôt enlever ; et, après
avoir bien lavé la partie, j'y substituai 12 sangsues
et un cataplasme de farine de lin, qui provoquèrent
une perte de sang assez considérable, et enlevèrent
définitivement la douleur épigastrique. La teinte noire
de la langue diminua des bords vers le centre, et
la malade put enfin prendre un peu de nourriture,
dont je dirigeai le choix avec le soin le plus scru-
puleux.

Le 8, le flux menstruel parut, mais peu abondant : aussi la douleur épigastrique se réveilla-t-
elle, et l'appétit disparut-il. Le flux cessant tout-
à-fait, le 11, je fis appliquer 12 sangsues à la vulve ;
et, le lendemain, la douleur épigastrique disparut.
La santé revint à dater de ce jour, si bien que, le
14, je fis ma dernière visite à la malade.

XXVIII. M. Hugues, septuagénaire, qui, à la suite
de contusions reçues à la tête, le 4 Novembre 1839,
avait présenté des symptômes cérébraux au mois de
Février suivant, était à peu près remis lorsque, le
20 Février, il voulut absolument boire un verre d'eau
fraîche. Dès le soir même, il éprouva une gêne considérable dans la déglutition, de la toux et de la
fièvre.

Appelé, le lendemain, avec feu le Professeur Caizergues, je voulais faire appliquer des sangsues à la région jugulaire ; mais l'honorable consultant ne fut pas de cet avis, malgré l'intensité de la fièvre, et il jugea suffisant l'emploi des délayants et des dérivatifs sur les extrémités inférieures.

Le 22, un hoquet survint et fatigua beaucoup le malade ; le pouls était considérablement tombé, et le Professeur Caizergues conseilla un sinapisme sur la partie antérieure du cou, dans le but de faire cesser le hoquet ; mais ce but ne fut nullement atteint, et je réussis mieux à l'aide d'un looch blanc que je prescrivis dans la journée. L'examen de la langue me révéla des aphthes qui s'étendaient jusqu'au-delà de l'isthme du gosier ; et, dès lors, nous fûmes d'accord avec le Professeur Caizergues, qui diagnostiqua la fièvre muqueuse décrite par Rœderer et Wagler, pour édulcorer les tisanes avec du sirop de mûres, et pour appliquer un vésicatoire au bras droit d'abord, et ensuite un second au bras gauche.

Le hoquet diminua peu à peu, et la guérison fut complète dans les derniers jours de Mars.

XXIX. Le 27 Juillet 1849, je fus appelé auprès de Mme Lamouroux, âgée de 74 ans, n'ayant jamais été malade, quoique étant d'une constitution peu forte, et ayant fait un assez grand nombre d'enfants. Elle souffrait de la tête depuis plusieurs semaines ; mais elle n'avait consenti à voir un médecin, ce jour-là, que parce qu'il lui était survenu une douleur sous le sein droit. Cette douleur, accompagnée de fièvre, céda à quelques frictions faites avec un liniment ammoniacal ; mais, la fièvre et la céphalalgie sus-orbitaire persistant, et la prostration des forces étant extrême, je fis appliquer, le 30, des cataplasmes très-chauds de farine de lin saupoudrés avec de la moutarde, tout autour des pieds.

Le 31, ce moyen n'ayant soulagé que momentanément, je fis mettre un vésicatoire au bras gauche, le droit en ayant déjà un que la malade avait mis elle-même avant de m'appeler.

Le 1er Août, voyant l'insuffisance des moyens externes pour combattre la céphalalgie, je crus devoir m'adresser aux voies digestives ; et l'état de la langue, recouverte d'un enduit visqueux, fut pour moi l'indication de la mixture avec l'ipécacuanha concassé et l'écorce d'orange amère, si propre à relever les forces de l'estomac, lorsque celui-ci est surchargé de saburres.

Le soin que j'avais eu de communiquer aux parents les craintes que m'inspirait l'état de cette malade, les détermina à me proposer d'avoir une consultation avec le docteur Vailhé, le 2 ; et cet honorable confrère me proposa l'emploi de la résine de quina. Je l'acceptai volontiers, non-seulement comme pouvant combattre la périodicité, qui n'était pas évidente, mais encore comme tonique. Malheureusement la malade ne put

pas surmonter le dégoût que lui inspira cette mixture, et je fus obligé de la discontinuer.

Toujours occupé de poursuivre la céphalalgie sus-
orbitaire, qui pouvait être due à une contusion reçue
sur la tête plusieurs mois auparavant, mais qui s'accompagnait de symptômes généraux trop impor-
tants pour que je ne la considérasse pas comme
symptomatique d'une fièvre grave, je fis appliquer,
le 4, un vésicatoire à la nuque. Presque immédiatement après cette application, le ventre ayant été
évacué la veille par un lavement qui avait entraîné
une grande quantité de matières durcies, la céphalalgie diminua, la malade sortit de l'accablement
extrême où elle était tombée peu à peu ; elle rendit
compte de ses sensations, et demanda de la nourriture, ce que je me gardai bien de lui' accorder.

Le 6, quelques gouttes de sang ayant coulé du
nez, je fis appliquer une sangsue de chaque côté de
la cloison, afin de compléter une hémorrhagie qui
ne pouvait être salutaire que si elle était portée à
un certain point. Après avoir rempli ce but, le pouls
s'étant élevé au-dessus de l'état normal, je fis appliquer des cataplasmes très-chauds de farine de
lin aux extrémités inférieures.

Le 7, l'abdomen étant un peu douloureux, je
prescrivis un lavement émollient qui entraîna encore
quelques matières durcies.

Le 8, les douleurs, diminuées, la veille, par l'évacuation alvine, se reproduisant avec le coma, et la rougeur ainsi que la sécheresse de la langue m'indiquant la plus grande réserve dans l'emploi de tout ce qui pouvait augmenter l'irritation intestinale, je fis avaler trois cuillerées d'huile d'amandes douces, et couvrir d'un vaste cataplasme émollient le ventre, préalablement frictionné avec de l'huile de camomille. J'obtins ainsi une selle extrêmement copieuse ; et, le 9, je trouvai la malade moins assoupie, couchée sur un côté pour la première fois depuis l'invasion de sa maladie, et pouvant répondre à mes questions. Cependant elle n'avait pas tout-à-fait recouvré son intelligence, car, après avoir sorti sa langue pour me la montrer, elle la laissait dehors indéfiniment, et je fus obligé de lui dire plusieurs fois de la rentrer, en lui faisant même des signes propres à me faire comprendre.

Le 10, Mme Lamouroux continua de mieux aller ; mais, le ventre étant encore dur, je prescrivis les mêmes moyens de la veille, qui cette fois n'eurent pas d'action immédiate.

Le 11, la déglutition devint gênée par suite d'une éruption aphtheuse qui, depuis plusieurs jours, avait peu à peu envahi la langue, et s'étendait au-delà de l'isthme du gosier. La pression de la main déterminait du gargouillement dans la fosse iliaque droite, mais il n'y avait plus de céphalalgie ni d'accablement ; il y avait, au contraire, de la gaîté. Je prescrivis des gargarismes avec du miel rosat dans de la tisane d'orge ; je re-

commandai la continuation de l'emploi des demi-lavements émollients, ainsi que des cataplasmes sur
l'abdomen , et je permis un peu de bouillon de
viande alterné avec les crèmes de riz, les bouillons
maigres, le jus de pruneaux et le vin de Bordeaux,
qui avaient été les seuls moyens d'alimentation jusqu'à
ce jour.

Les 12, 13, 14, 15 et 16, il n'y eut rien de nouveau,
à proprement parler; et je dirais que la malade, qui ne
pouvait pas encore rester long-temps hors de son lit, ni
même y être couchée habituellement sur un des côtés,
dont la langue était encore couverte d'aphthes, dont
le ventre ne cessait pas tout-à-fait d'être douloureux,
surtout vers la fosse iliaque droite, entra en convalescence, si, le 17, il n'était survenu une douleur
poignante sous le sein droit, comme au début de la maladie. Tous les vésicatoires étant secs, j'en fis appliquer,
sur le point douloureux, un nouveau qui produisit
un grand écoulement de sérosité d'abord, et dont la
suppuration se soutint ensuite long-temps. Pendant
ce temps, les forces revinrent un peu, et je favorisai
leur retour en permettant du lait avec du chocolat,
un peu de volaille, du petit gibier et des confitures.

La malade se leva chaque jour pendant quelques
heures, se tint le ventre libre à l'aide de demi-lavements; et, dans les premiers jours de Septembre,
elle est assez bien pour que je discontinue de la
voir assidûment.

Le 20 Septembre, elle m'apprend et me montre que l'épiderme de presque tout son corps est tombé.

Fièvre typhoïde.

XXX. Mlle Delphine Vernet, âgée de 24 ans, entra, au commencement de 1838, dans un couvent de Trappistes, à Montélimart, et vit peu à peu ses règles diminuer d'abord d'intensité, cesser ensuite complètement. Des maux de tête s'ensuivirent, mais des pédiluves alcalins suffirent pour rappeler le flux menstruel et faire cesser la céphalalgie. Deux mois après la guérison, il y eut rechute et nouvelle guérison ; mais l'aménorrhée s'étant reproduite pour la troisième fois, en Septembre, les pédiluves et des pilules probablement aloétiques restèrent inutiles. A la céphalalgie se joignirent de l'inappétence, des nausées, de la toux et des crachements de sang. Un mois à peu près fut employé par la Nature au développement successif de tous ces symptômes, et ce ne fut que lorsque l'état de la malade présenta une grande gravité, que l'on appela un médecin. Celui-ci essaya de reporter vers l'utérus la fluxion sanguine, qui s'était portée vers la poitrine ; et, entre autres moyens propres à atteindre ce but, il pratiqua une saignée du pied ; mais les ressources de la médecine n'agissant pas assez vite, au gré de la malade, elle désira rentrer dans sa famille ; et, son père étant allé la chercher, elle arriva à Montpellier le 29 Octobre, : je fus appelé, le lendemain, pour lui donner mes soins.

Ne pouvant pas tout d'abord juger de son état réel de maladie, à cause de la fatigue du voyage, j'attendis pour agir énergiquement, incertain de savoir si je devais travailler à rappeler le flux menstruel, dont la date d'apparition devait être le 12, ou bien si je devais combattre directement les symptômes thoraciques et cérébraux. Je me contentai d'administrer de petites doses de belladone que certains (M. Rognetta entre autres) disent antiphlogistique, et que, pour mon compte, je crois être sédative.

Au bout de quelques jours, l'hémoptysie cessa, et la poitrine fut à peu près libre; car il n'y eut de la toux par quintes que trois ou quatre fois par jour, avec expectoration de crachats dont certes le caractère éveilla mon attention : ils étaient plus que visqueux, et ressemblaient à un tissu membraneux. La céphalalgie, au contraire, se continua; la face était habituellement animée. Il y avait de la constipation, qui ne cédait même pas aux lavements; mais le ventre n'était pas douloureux, et la langue avait un aspect tout-à-fait normal. Pensant que la céphalalgie pouvait être sous la dépendance de cette constipation, je prescrivis un purgatif particulier que feu mon oncle employait souvent avec avantage dans les cas où la constipation ne dépendait que de l'inertie du gros intestin; mais ce purgatif, appelé, par mon oncle, *électuaire belge*, produisit vainement son effet direct ; la céphalalgie n'en persista pas moins, et je me décidai, le 5 Novembre, à faire appliquer 8 sangsues derrière chaque apophyse mastoïde. Dès le lendemain, la céphalalgie fut moindre ; mais le *facies* de la malade, *facies* qui m'avait frappé dès ma première visite, parce qu'il était celui de l'hébétude, et qu'il régnait des fièvres typhoïdes à Montélimart, d'où arrivait Mlle Vernet, ce *facies*, dis-je, ne fut pas modifié par la cessation de la céphalalgie, et cette persistance d'air hébété me fit craindre une sidération du système nerveux. Des vésicatoires, utiles d'ailleurs pour la poitrine, dans laquelle j'avais constaté du gargouillement, l'expectoration ayant diminué d'épaisseur et étant devenue presque spumeuse sous l'influence prolongée des béchiques ; des vésicatoires, dis-je, furent appliqués aux bras, le 7. Ces épispastiques n'ayant rien fait contre la stupeur ; et le pouls, qui, toujours fébrile, n'avait que de la fréquence, mais pas de plénitude, ayant pris de l'ampleur et un peu de dureté, je fis, le 9, réappliquer aux apophyses mastoïdes le même nombre de sangsues que j'y avais déjà fait mettre. Cette saignée locale n'agit pas plus efficacement que les vésicatoires contre la stupeur toujours croissante de la malade ; et, après être revenu, le 10, à l'emploi de l'*électuaire belge* pour combattre de nouveau la constipation, ayant appris, le 11, que la malade demandait de temps en temps à être couverte plus que de coutume, qu'elle avait, de plus, du délire fugace, je prescrivis, le 12, 60 centigr. de sulfate de quinine dans 120 gram. de véhicule, à administrer par cuillerées, de deux en deux heures. La moitié de cette potion fut bien supportée par l'estomac, malgré la répugnance de la malade à l'avaler ; mais la seconde moitié excita des vomissements. Je prescrivis aussitôt de l'eau de gruau pour toute boisson et nourriture ; je fis appliquer aussi deux vésicatoires aux cuisses, ceux des bras ne suppurant pas.

Le 13, j'appris que la nuit avait été tout aussi agitée que les précédentes, qu'il y avait eu plusieurs évacuations alvines abondantes, diarrhéiques et fétides ; et pourtant la pression de l'abdomen ne faisait même pas sourciller la malade. Je fis saupoudrer chacun des deux vésicatoires apposés aux bras avec 30 centigr. de sulfate de quinine, et je prescrivis des frictions sur le gras des jambes et les avant-bras avec la teinture de quina, dans chaque 32 gram. de laquelle je fis ajouter 1 gram. de sulfate de quinine. Je recommandai de continuer sur le ventre l'emploi des embrocations huileuses et des cataplasmes, ainsi que je les avais prescrits dès mes premières visites, et j'ajoutai à ces prescriptions celle d'un demi-lavement avec la décoction de graine de lin. Le pouls était encore assez plein, un peu dur et fréquent ; la peau était

toujours sèche ; la langue , au contraire , restait humide , large et de bonne couleur ; les points lacrymaux
étaient humectés , mais la face était un peu terreuse
et le regard presque fixe. Quoique délirant habituellement , la malade répondait à mes questions.

A 8 heures du soir , j'appris qu'il n'y avait pas eu
d'évacuation alvine, de toute la journée , et que l'agitation avait été moindre ; je trouvai la peau moite ,
le pouls moins dur, et la face moins terreuse.

Le 14 , au matin , le calme et le repos de la malade
s'étaient continués toute la nuit, et l'on pouvait même
dire que l'accablement avait succédé à l'agitation des
nuits précédentes. Il n'y avait eu ni selles ni urines ;
la figure et le tronc présentaient un peu de sueur, mais
les cuisses et les jambes étaient sèches ; il n'y avait
de la douleur nulle part ; la langue resta toujours
à l'état normal ; le pouls était encore assez bon , quoique toujours fréquent. La toux, dont il a été question
au début de la maladie , se reproduisit ; et , pour ce
motif , je joignis à mes prescriptions précédentes celle
d'un looch blanc. Je fis aussi , vers 3 heures après
midi , appliquer des cataplasmes sinapisés autour des
genoux. Ces sinapismes retirèrent la malade de son
accablement , dont le degré était très-considérable ;
car j'avais beau lui palper le ventre , lui percuter la
poitrine et lui tâter le pouls : elle y paraissait tout-à-
fait insensible , et n'ouvrait les yeux que lorsque
je lui adressais la parole. Alors , préoccupée du

point de départ de sa maladie, elle me demandait des pédiluves pour rappeler ses règles.

A 10 heures du soir, n'ayant plus eu dans la journée ni sueur, ni selle, ni urine, les lèvres étaient décolorées ; l'artère radiale ressemblait à un tuyau dont les parois sont épaisses, et dans lequel il circule une très-petite colonne de liquide. La langue était encore humide, mais elle présentait une salive épaisse et gluante ; la parole était difficile ; la peau était sèche partout. Sans discontinuer aucune de mes prescriptions précédentes, je fis administrer un demi-lavement avec 2 gram. d'asa-fœtida, et appliquer un vésicatoire sur le sternum, à 3 heures du matin.

Le 15, à 7 heures du matin, j'appris qu'il y avait eu de la sueur et de l'agitation ; mais celle-ci était remplacée par un abattement extrême ; la langue était un peu sèche, et cependant la chaleur du corps, qui, hier, avait baissé, s'était élevée considérablement. Je fis réitérer l'injection de 2 gram. d'asa-fœtida dans le rectum ; mais, le demi-lavement d'hier ayant été rejeté à moitié au moment même où il était donné, je fis administrer chacun des 2 gram. dans un demi-quart de lavement. Le premier fut gardé pendant deux heures ; et le second, rendu au bout d'une demi-heure, entraîna des matières moulées. Contrairement aux vésicatoires des bras et des cuisses, qui avaient tous fourni peu de sérosité, le vésicatoire du sternum en fournit tellement , qu'on fut obligé de changer plusieurs fois les linges qui le recouvraient. La langue redevint humide ; tout le haut du corps fut en moiteur ; les extré- mités inférieures seules n'y participèrent pas ; il y eut des urines rouges ; mais le coma persista et al- terna avec le délire.

La nuit et la journée du 16 se passèrent à peu près dans le même état ; et , la parole devenant de moins en moins intelligible , je fis appliquer à la nuque un vésicatoire qui fournit aussi beaucoup de sérosité.

Malgré ma persistance à lutter contre un mal dont la gravité avait été révélée, dès le début, par le *facies* du sujet , la vie s'éteignit peu à peu au milieu du re- tour de l'intelligence ; et , le pouls devenant de moins en moins sensible, la face s'animant de plus en plus , le haut du corps étant couvert de sueur , la malade expira à 2 heures de la nuit.

Fièvre pleurétique avec cachet typhoïde.

XXXI. Le 13 Mai 1847 , la femme Thomas , âgée de 67 ans, s'étant occupée de rôtir quelques mets , sortit toute suante , et sentit une impression de froid. Elle se coucha bientôt après, et se trouva tellement incommodée , qu'elle ne se leva pas , prit quelque tisane , et m'envoya chercher , le 15. La malade ac- cusait une douleur vive sous le sein droit ; le pouls était plein et fréquent, la peau chaude et sèche, les urines rouges et sédimenteuses, la face un peu plombée, la langue recouverte d'un enduit visqueux et jaune blanchâtre. La saignée et le vomitif me parurent indiqués. Je pratiquai la saignée sur-le-champ, et prescrivis, pour le lendemain matin, 12 décigr. d'ipécacuanha en poudre fine, à prendre en trois doses, de dix en dix minutes. Le point douloureux disparut; mais la malade resta dans un état de stupeur qui, joint à l'aspect plombé de la face, à la sécheresse des points lacrymaux, à l'enfoncement des yeux et à l'écartement des narines, me fit craindre une fièvre de mauvais caractère. Je prescrivis donc, le 18, des bols camphrés et nitrés; mais la malade se refusa à avaler tout médicament, et ne voulut absolument prendre que de l'eau fraîche, menaçant de se lever du lit pour aller à la cruche si l'on n'exécutait pas sa volonté. La résistance qu'on lui opposa d'abord exaspérant son imagination, et lui donnant une espèce de délire, je permis d'accéder à ses vœux; et, comptant même sur l'esprit de contrariété propre à certaines personnes, je lui dis d'en avaler une grande quantité. L'expectoration, qui s'était assez bien faite jusqu'alors, cessa tout à coup, et j'obtins de la malade la permission de lui appliquer un vésicatoire au bras droit. Les symptômes de la maladie de poitrine ne se prolongèrent pas davantage; mais les exigences de la malade, exigences qui révélaient une altération des facultés intellectuelles, devinrent de plus en plus grandes ; on la trouva, un jour, les pieds nus, auprès de son lit, dans l'urine qu'elle venait de répandre par terre. La langue, habituellement sèche, rude, brunâtre, présenta ces caractères à un plus haut point les 11e, 13e et 15e jours ; mais, des selles très-fétides étant survenues le 17e jour, la langue s'humecta ; le pouls, qui depuis long-temps était devenu concentré, se développa ; la malade déraisonna moins, fut moins exigeante, plus docile, et elle recouvra pleinement la santé vers la fin du mois suivant.

Fièvres catarrhales à divers degrés d'intensité, et de physionomies diverses.

XXXII. Mme Bompart, ayant eu, au moment où elle avait ses règles, une discussion avec une de ses belles-sœurs, sentit son flux menstruel se supprimer, et elle éprouva du frisson suivi de quelques bouffées de chaleur. Le lendemain, elle n'eut d'appétit pour rien, éprouva une lassitude générale ; et, quand je la vis, le 17 Septembre 1839, la langue commençait à se couvrir d'un enduit visqueux et jaunâtre. Le moment des *règles* était déjà trop éloigné pour que j'espérasse de les rappeler à l'aide de quelques sangsues, et il n'était pas encore temps de combattre l'embarras gastrique. Je me contentai donc de faire mettre la malade au lit, et de lui prescrire un régime ténu ; le soir, vers 2 heures après midi, il y eut surcroît de chaleur, et cette exacerbation se reproduisit, le lendemain, à la même heure. Le 19, l'enduit de la langue étant bien prononcé, et aucune contre-indication ne se présentant, je prescrivis 1 gram. d'ipécacuanha avec addition de 25 milligr. de tartre stibié, le tout divisé en trois paquets, pour être administré de dix en dix minutes. Il y eut d'abondantes évacuations par le haut et par le bas, et la malade fut parfaitement guérie peu de jours après.

XXXIII. Jourdan, jardinier, âgé de 32 ans, de petite taille, mais d'une bonne constitution et d'un tempérament sanguin, étant venu me chercher, le 19 Mars 1840, pour accoucher sa femme; ayant marché très-vite, et étant allé ensuite tout suant dans le jardin, il ressentit, les jours suivants, de la lassitude et un malaise général, de la céphalalgie et de l'inappétence; il fut obligé de s'aliter. De lui-même, il se mit à la diète et à l'usage de tisanes émollientes ; mais, du délire étant survenu durant la nuit du 23, je fus prié d'aller le voir, le 24. Sa face était très-rouge; son pouls très-plein, dur et fréquent ; sa langue était extrêmement sale, et le malade disait avoir la bouche très-mauvaise. Il y avait donc indication à saigner et à faire vomir ; mais Jourdan me

dit que ses carotides battaient d'une manière moins
incommode qu'il ne l'avait éprouvé durant la nuit dernière, et que la céphalalgie avait notablement diminué.
La peau était d'ailleurs moite, et il y avait tendance de
la Nature à terminer cette fièvre catarrhale par les
sueurs, ou du moins à en étouffer ainsi la période
inflammatoire. Je me contentai donc de prescrire une
infusion de fleurs de violettes; et, le 25, on vint
me dire que Jourdan se trouvait de mieux en mieux.
Le 26, je constatai moi-même que l'élément inflammatoire était dompté; mais, la langue étant toujours
aussi sale qu'auparavant, je prescrivis 5 centigr. de
tartre stibié mêlés à 1 demi-gram. d'ipécacuanha en
poudre. Il fut abondamment évacué par le haut et
par le bas, et sa santé se rétablit si rapidement, qu'il
vint me trouver lui-même, le 31, jour de Pâques.
Sa langue était encore un peu sale; je lui prescrivis
32 gram. de sulfate de soude dans du bouillon aux
herbes; et, peu de jours après, il était entièrement rétabli.

XXXIV. Le 15 Juin 1841, vers 9 heures du soir,
je fus appelé, par des élèves en médecine, auprès
d'un médecin italien, le docteur Montanari, qui logeait
dans la même maison qu'eux, vis-à-vis la chapelle
du Palais, et qui était dans le délire. Sa peau était
couverte d'une sueur froide, et son fils m'apprit que,
depuis la veille, il avait de la diarrhée. Le pouls

était fréquent et large, mais peu plein; la langue était grisâtre. Malgré le peu de plénitude que je viens d'indiquer dans le pouls, le délire me parut une indication suffisante pour pratiquer une saignée ayant pour but d'amener une détente. Je procédai donc à cette petite opération, qui contraria beaucoup le malade, me disant que j'allais le tuer. Mais à peine avais-je tiré 300 gram. environ d'un sang éminemment plastique et carbonisé, que le malade fut pressé par le besoin d'aller à la selle. Son évacuation alvine fut abondante et très-fétide. Le 16, à ma visite du matin, le délire avait cessé, quoique le pouls fût plus plein qu'hier. Mais la diarrhée se continuait, sans douleur dans l'abdomen. Je prescrivis un demi-lavement avec la décoction de graine de lin, et je fis nourrir le malade avec des crèmes de riz, des bouillons maigres et de la tisane émolliente.

Le 17, la langue continuant à être grisâtre, la bouche mauvaise et les selles diarrhéiques, je prescrivis la mixture avec 60 centigr. d'ipécacuanha et 1 gram. d'écorce d'orange amère, à prendre par cuillerées à bouche. J'obtins par ce moyen, et peu à peu, la cessation complète de la diarrhée, évidemment due à un embarras intestinal; et, le 25, le malade, parfaitement guéri, vint me remercier. Il m'apprit qu'avant sa diarrhée, il avait eu un *lumbago*, ce qui pouvait expliquer le délire et le succès de la saignée.

XXXV. Mlle Irma Flory, âgée de 19 ans, étant allée à Cette, en partie de plaisir, le 1er Août 1842, fut prise, le lendemain, de lassitude générale, de céphalalgie et d'inappétence. Le 3, elle eut une syncope pour laquelle on vint me chercher en toute hâte ; mais je ne me trouvais pas chez moi ; et la syncope passée, Mlle Irma continua à vaquer à ses petites affaires intérieures. Cependant aux symptômes indiqués déjà se joignit une gêne dans la déglutition ; et l'ensemble du mal fut tel, que Mlle Irma ne put pas se lever du lit, le 5. Je trouvai·sa langue recouverte d'un enduit si épais et avec une telle tuméfaction de l'amygdale gauche, que je prescrivis *illicò* 80 centigr. d'ipécacuanha en poudre fine, et 25 milligr. de tartre stibié, le tout en trois doses. La malade vomit beaucoup, fut abondamment purgée, et se sentit immédiatement soulagée. Cependant, le 7, l'enduit de la langue n'étant pas encore entièrement dissipé, quoique la jeune malade eût déjà recouvré des forces, et se levàt, je lui prescrivis pour le lendemain 16 gram. de crème de tartre soluble qui procurèrent de nouvelles évacuations alvines ; et, le 8, Mlle Irma eut son appétit ordinaire.

XXXVI. Mlle Lirous, âgée de 18 ans, et chez laquelle la menstruation n'était pas encore régulièrement établie, éprouva, le 23 Mars 1843, quelques frissons, de l'inappétence, et surtout une céphalalgie

très-prononcée. Sa face était bouffie ; il se dégageait
de ses narines une odeur fade, provenant des mucosités qui les engorgeaient. La langue était si sale,
que l'indication formelle était de faire vomir la malade ; mais, le 24 du mois précédent, le flux menstruel avait paru, et je crus devoir ne pas m'exposer
à empêcher son retour par un moyen perturbateur.
J'attendis donc ; mais, le 26, mon attente étant vaine,
et la malade souffrant beaucoup, je me décidai à
prescrire 5 centigr. de tartre stibié mêlés à 1 demi-
gram. d'ipécacuanha concassé, le tout étant divisé
en trois paquets, et devant être pris le lendemain
matin, de dix en dix minutes. Beaucoup de matières
porracées et amères furent vomies, et la céphalalgie
diminua tout aussitôt. Le 28, la langue étant encore
sale, je prescrivis pour le lendemain la potion purgative de feu mon oncle, qui purgea abondamment ;
et, à dater de ce jour, je n'eus plus à m'occuper
que de rétablir le flux menstruel. A cet effet, j'administrai des ferrugineux, qui eurent un plein succès ;
et, quelque temps après (11 Juin), j'eus recours à
la saignée du pied pour combattre les symptômes
hystériques évidemment dus à l'aménorrhée.

XXXVII. Isidore Flory, âgé de 11 ans, fut pris,
en Mai 1844, de douleurs vagues dans les articulations, d'une lassitude générale et d'inappétence. Après
plusieurs jours de durée, ce malaise fut plus pénible,

et je fus appelé, le 10. La langue était bien sale, et indiquait bien la nécessité d'un évacuant; mais l'acuité de la fièvre était telle, qu'il aurait été imprudent de le donner encore. D'ailleurs, la face animée et un commencement de moiteur me firent espérer une détente par les sueurs. Je favorisai donc celle-ci par les infusions de violettes et de coquelicot, la diète et le lit.

Le 15, la fièvre fut à peu près éteinte; et, la langue étant toujours aussi sale, je prescrivis la potion purgative de feu mon oncle, qui produisit d'abondantes évacuations alvines.

Le 18, la langue était nette, l'enfant entra en convalescence; et, quelques jours après, il reprit le cours de ses études.

XXXVIII. Le 10 Septembre 1848, Étienne Vigouroux, âgé de 23 ans, tonnelier, d'une bonne constitution, quoique de petite stature, d'un tempérament peu dessiné, éprouva une vive douleur sous le sein droit, mais sans toux. Sa langue était nette; son pouls, un peu élevé, se laissait déprimer ; la peau était moite. Pensant que la diaphorèse pouvait suffire pour guérir ce jeune homme, je ne prescrivis qu'infusion de fleurs de violettes, crèmes de riz légères, et bouillons maigres. En effet, dès le soir même, la douleur sus-indiquée était moins intense.

Le 11, le malade ayant continué à suer, la douleur avait complètement disparu, et le pouls était presque normal; mais il survint à la peau quelques soulevures acuminées, non vésiculeuses.

Le 12, les sueurs diminuant et les urines étant bourbeuses, la langue devint saburrale.

Le 13, l'état saburral de la langue augmentant, et les urines étant devenues limpides, je prescrivis pour le lendemain la potion-purgative de feu mon oncle. Le malade fut abondamment évacué, et entra en convalescence. Je lui permis quelques aliments; et, le 20, il reprit ses occupations ordinaires.

XXXIX. Cyprien Bonnet, âgé de 14 ans, d'un tempérament muqueux et lymphatique bien prononcé, sourd par engouement de la trompe d'Eustache, ou par gonflement de la muqueuse buccopharyngienne, ressentit, le 14 Janvier 1849, de la céphalalgie, du frisson et de la diarrhée. Il se coucha, dans le milieu du jour, et je fus appelé, le lendemain.

Je trouvai ce jeune garçon assoupi; sa peau avait une chaleur anormale; son pouls était un peu fréquent, mais non développé d'une manière morbide; sa langue était un peu blanchâtre, mais sans enduit épais. Les parents m'apprirent qu'un cautère, par moi établi plusieurs années auparavant, ne fournissait aucune sécrétion. Je me contentai de prescrire des cataplasmes très-chauds de farine de lin aux pieds, et une infusion de fleurs de mauves.

Le 15, la chaleur de la peau s'étant accrue, le pouls s'étant plus développé, et l'assoupissement étant tel que l'enfant paraissait toujours dormir, je fis appliquer 4 sangsues sous chaque malléole interne.

Le 17, cette application de sangsues ayant produit peu d'effet, je fis frictionner la partie interne des cuisses avec 16 gram. de la pommade d'Autenrieth. Quoique produisant peu de pustules, ces frictions amenèrent un grand soulagement. Le malade, en effet, répondit, dès le 18, à toutes les questions qu'on lui faisait, et il restait habituellement les yeux ouverts; mais la diarrhée se continuait, et la langue se couvrit d'un enduit roussâtre, de plus en plus épais, avec sécheresse vers le milieu de sa base. Je fis appliquer un cataplasme de farine de lin sur le ventre; je prescrivis des demi-lavements, et conseillai quelques cuillerées d'eau vineuse bien sucrée. Sans autre moyen thérapeutique, la sécheresse de la langue disparut, son enduit roussâtre diminua, la diarrhée cessa; et, le 20, le malade témoigna le désir d'avoir des aliments. Je lui permis un peu de bouillon de viande, et il put le prendre sans éprouver les nausées que celui-ci lui procurait quelques jours auparavant.

L'alimentation fut désormais la seule chose dont j'eus à m'occuper jusques au 30, jour où je me

décidai à purger le malade, parce que, malgré l'amélioration que j'ai indiquée dans son état, la langue
conservait un fond brun et jaunâtre, et que d'ailleurs
l'appétit du malade ne se soutenait pas. Je lui administrai 40 centigr. de mercure doux dans une cuillerée
de miel, et il fut bien purgé. Malgré cela, la langue
resta sale encore quelque temps ; mais la liberté que
je rendis au malade, et l'exercice auquel il se livra,
en firent justice.

XL. Le 11 Avril 1850, M. Jules Martel, âgé de
37 ans, fut pris de violente céphalalgie et de frissons.
La céphalalgie resta permanente ; et les frissons,
après n'avoir duré que quelques instants, se reproduisirent le lendemain à la même heure, c'est-à-dire
dans l'après-midi. J'engageai dès lors le malade à
rester au lit, le troisième jour ; et, à ma visite, je
trouvai à sa langue un enduit grisâtre très-épais.

M. Jules M... attribuait son état de malaise à deux
causes : 1° il avait éprouvé un froid humide, disait-
il, en restant sur l'Esplanade, un soir où il s'y
donnait un feu d'artifice ; 2° postérieurement à cela,
il avait été assailli par une folle, au moment où il
entrait dans une maison. Cette dernière circonstance
avait eu lieu la veille du jour où M. Jules éprouva
les premiers frissons ; mais il est à noter que, depuis le soir du feu d'artifice, il suait chaque nuit.

Quoi qu'il en soit, l'état saburral de la langue,

la concentration du pouls et la sécheresse de la peau, me déterminèrent à faire vomir le malade, le 15. Je prescrivis donc 1 gram. d'ipécacuanha et 25 milligram. de tartre stibié, le tout divisé en trois paquets qui furent administrés à dix minutes d'intervalle l'un de l'autre. Le malade ne vomit pas beaucoup ; mais il s'établit chez lui une diaphorèse que j'entretins à l'aide d'infusions chaudes de fleurs pectorales, et je ne permis pour nourriture que des bouillons maigres ou des crèmes de riz.

Le malade ne toussant pas, n'ayant aucune douleur vers le thorax, son pouls étant à peu près normal, la langue ne se dépouillant pas de son enduit, les sueurs ayant une odeur fort acide, et les urines restant très-limpides, je permis un peu de bouillon gras, le 22, et fis édulcorer les infusions pectorales avec du sirop d'orgeat, espérant que celui-ci pourrait lâcher le ventre, comme cela arrive quelquefois. Sans obtenir précisément ce résultat, l'état saburral de la langue diminua ; et, le 27, les sueurs ayant à peu près cessé, je prescrivis 32 gram. de pulpe de tamarin, sur laquelle on versa quatre verres d'eau bouillante. Le 28, au matin, il y eut une selle moulée.

Malgré cela, le malade ne se remettait pas ; il n'avait ni appétit, ni forces ; il dormait mal. Le 1er Mai, sa langue n'étant pas encore nette, je lui prescrivis la potion purgative de feu mon oncle, qui produisit deux évacuations alvines ; et, le 7, je lui fis prendre 32 gram. de crème de tartre soluble, dans quatre tasses d'eau chaude. Ce dernier purgatif eut les honneurs de la guérison. En effet, immédiatement après, le malade se sentit un peu d'appétit ; il put prendre de petits potages ; et, peu à peu, d'autres aliments de facile digestion.

Le 13, le malade alla en promenade ; et, dans les derniers jours du mois, il reprit ses occupations de comptoir.

Fièvres gastriques.

XLI. Le 8 Janvier 1838, Jules Lorret, âgé de 11 ans, fils d'un aubergiste logé sur le boulevard de l'Observatoire, éprouva une telle gêne dans la déglutition, que ses parents m'envoyèrent chercher. Les amygdales n'étaient nullement tuméfiées, mais la langue était sale ; et, sans tenir compte de la fréquence du pouls, de la chaleur de la peau, circonstances morbides évidemment dues à l'embarras gastrique sous la dépendance duquel était la gêne de la déglutition, je prescrivis *illicò*, non pas des sangsues, ainsi que me le proposaient les parents, mais 12 milligr. de tartre stibié mêlés à 50 centigr. d'ipécacuanha, le tout divisé en trois paquets, pour être administrés, à dix minutes d'intervalle l'un de l'autre, dans une cuillerée d'eau tiède. L'enfant vomit beaucoup, et fut immédiatement soulagé de la gêne qu'il éprouvait au gosier, principalement dans le côté gauche. Néanmoins, la langue restant sale, je prescrivis, le 10, 32 gram. de sulfate de magnésie, qui, pris dans une pinte de bouillon aux herbes, produisit des évacuations alvines suffisantes.

Le 12, le malade était parfaitement guéri.

XLII. M. Fizes, aubergiste, d'une quarantaine d'années à peu près, sujet à des douleurs de tête qu'il attribuait à sa profession, me fit appeler, le 30 Juin 1838, pour une céphalalgie plus intense que de coutume. Il voulait que je lui pratiquasse une saignée, ou tout au moins que je l'autorisasse à s'appliquer des sangsues en quelque point ; mais la teinte grise de la langue et la teinte jaune du visage me faisant penser que la céphalalgie était sous la dépendance d'un embarras gastrique, je prescrivis sur-le-champ 5 centigr. de tartre stibié mêlés à 60 centigr. d'ipécacuanha, et j'obtins des vomissements porracés ainsi que des selles abondantes, à la suite de quoi le malade fut notablement soulagé.

Le 4 Juillet, la langue n'étant pas encore revenue à son état normal, je prescrivis la potion purgative de feu mon oncle ; et, le 6, la guérison de M. Fizes fut définitive.

XLIII. Vialla, faisant le service de courrier sur

la route de Ganges, homme fort et vigoureux, âgé
d'une trentaine d'années, fut pris, le 11 Septembre
1849, vers 2 heures après midi, de frissons, de
nausées et de céphalalgie.

Appelé auprès de lui, le 12, je lui trouvai la langue
enduite de mucus roussâtre, et indiquant l'administration d'un vomitif. Mais la plénitude du pouls me
détermina à pratiquer préalablement une saignée de
90 gram. au bras. Immédiatement après cette petite
opération, je fis administrer 12 décigr. d'ipécacuanha,
qui, donnés en trois doses, procurèrent des évacuations abondantes par le haut et par le bas, ce qui
allégea beaucoup une douleur gravative que le malade
éprouvait à l'estomac. Néanmoins, après plusieurs
jours durant lesquels le malade se croyait guéri, il
fallut le purger, la langue restant toujours saburrale,
et l'appétit étant nul. Ce ne fut même qu'après un
second purgatif, administré le 21, que le tube digestif fut en assez bon état pour remplir ses fonctions;
et alors survint la guérison.

Fièvres gastro-intestinales.

XLIV. Félicie Marcillac, âgée de 6 ans, éprouva,
dans la nuit du 29 au 30 Septembre 1838, une chaleur insolite, et se plaignit d'une forte céphalalgie.
La mère, alarmée, me fit appeler, et je trouvai le
pouls accéléré, la peau sèche et brûlante, les yeux

ternes, les pupilles dilatées, les cils agglutinés, la langue recouverte d'un enduit blanc et jaunâtre fort épais. Le ventre n'était pas douloureux, et était, au contraire, fort souple. Je prescrivis la diète, des crèmes de riz, et de la décoction de mauves pour tisane. Dans la journée, il survint des sueurs abondantes ; l'enfant, qui avait été agitée toute la nuit, fut, au contraire, alors accablée, et dormit. Le soir, à son réveil, elle était gaie, et désolait sa mère pour se faire habiller.

Le 1er Octobre, la peau était encore chaude, mais halitueuse ; la langue sale, mais sans enduit ; elle était pointillée de rouge ; le pouls était encore accéléré, mais à un moindre degré. Je continuai la diète déjà prescrite, ainsi que le jour suivant.

Le 3, la saleté et le pointillé de la langue étant les seuls symptômes persistants, je prescrivis 16 gram. d'huile de ricin dans une tasse de bouillon aux herbes, et je déterminai ainsi des évacuations alvines aussi copieuses que fétides.

A partir de ce moment, l'enfant put, sans inconséquence, prendre des aliments dont la dose et la qualité furent surveillées avec soin ; et, le 16, elle put reprendre ses petites études.

XLV. Gustave Ménard, âgé de 27 mois, d'une bonne constitution, d'un caractère très-gai, vomit spontanément des matières glaireuses, le 25 Octobre

1839. La pâleur et la tristesse qui avaient précédé ce vomissement cessèrent bientôt, et l'on n'aurait pas dit, à première vue, l'enfant indisposé. Cependant son pouls était fébrile ; il n'avait plus d'appétit ; son haleine était acide, et il avait des selles diarrhéiques. Je lui prescrivis de l'eau de riz aiguisée de jus de citron, et un demi-lavement avec la décoction de graine de lin.

Le 26, l'enfant vomit encore, et sa gaîté diminua notablement ; il fut chaud, accablé ; le soir, le pouls était plein et fréquent.

Le 27, l'accablement fut extrême depuis 11 heures du matin jusqu'à 4 heures après midi ; la langue devint d'un blanc micacé et pointillée de rouge ; le ventre était douloureux au point que la pression de la main lui était insupportable ; j'y fis appliquer un large cataplasme de farine de lin. L'enfant fut très-agité durant toute la nuit, but beaucoup, se plaignit constamment, et poussa, vers le matin, une selle très-fétide. Voyant le soulagement déterminé par cette évacuation alvine, je crus devoir aider la Nature dans la voie qu'elle s'était frayée, et je prescrivis 1 décigr. de jalap et semblable quantité de calomel dans une pastille de chocolat. J'obtins, par ce moyen, deux autres selles semblables à celle de la nuit : à dater de ce moment, le ventre ne fut plus douloureux, le sommeil fut possible, et l'estomac reçut avec plaisir de petites quantités de bouillon de viande qu'il ne pouvait pas du tout supporter auparavant.

Le 30, il survint, à la partie interne des cuisses, une rougeur cuisante sur laquelle je fis faire des applications huileuses, et qui disparut bientôt.

Une toux quinteuse se déclarant quelques jours après, je fis appliquer une mouche de Milan au bras droit; et, vers la mi-Novembre, l'enfant était parfaitement guéri, ayant deux dents de plus qu'avant sa maladie.

Fièvres vermineuses.

XLVI. Appelé, à 4 heures du matin, le 29 Juin 1841, auprès d'une fille de 8 ans, appartenant au nommé Germa, logé sur le cours des Casernes, n° 10, je trouvai cette enfant presque sans pouls, les dents fortement serrées, et la température du corps un peu froide. Les parents me dirent que l'enfant était très-bien portante, la veille, quoique ayant un peu de diarrhée; que, dans la nuit, elle avait été très-agitée, avait souffert du ventre, avait vomi des matières porracées, et avait eu des mouvements convulsifs. Le peu de jour qui pénétrait dans l'alcôve ne me permit pas de constater l'état des pupilles; mais j'avais assez de symptômes et de renseignements pour conclure que l'estomac et le tube digestif étaient irrités par des matières saburrales, ou bien par des

vers. L'indication la plus pressante étant de rappeler
la vie qui s'éteignait, je fis appliquer des sinapismes
en dedans des cuisses, et puis en dedans des jambes;
je prescrivis une potion avec eaux de mélisse, de
menthe, de fleur d'oranger, et sirop de limon (30
gram. de chaque), à prendre par cuillerées, d'heure
en heure. Le pouls se releva peu à peu, et je pus,
dans la soirée, diriger contre l'embarras intestinal
une potion huileuse d'autant mieux indiquée, qu'en
s'agitant et se découvrant, l'enfant avait laissé voir un
ver lombric sortant de l'anus. Sa mère l'avait extrait.
La langue, d'ailleurs, était très-sale, ce qui augmentait le nombre de circonstances indiquant le
purgatif vermifuge.

Le 30 Juin, l'enfant avait passé une nuit agitée,
mais du moins elle répondait à mes questions, ce
qu'elle n'avait pu faire la veille; et, dans la journée,
elle poussa une selle présentant de tout petits vers,
au dire de la mère.

La nuit du 30 Juin au 1er Juillet fut encore très-agitée,
la malade ayant habituellement déliré. Je la trouvai
dans les bras de sa mère qui la promenait; elle disait
souffrir du ventre, et cependant la pression exercée
sur les parois de celui-ci ne faisait faire aucune gri-
mace. L'enfant me dit aussi souffrir de la tête; elle était
très-altérée, et demandait de l'eau vineuse Je lui
en accordai, et recommandai à sa mère de satisfaire
à cette soif, comptant sur les boissons pour dompter

la fièvre, qui était forte. Je prescrivis, en outre, un demi-lavement qui produisit une selle copieuse, et calma beaucoup la malade. Dès ce moment, en effet, elle put rester dans son lit, ce qu'elle n'avait pu faire depuis une douzaine d'heures ; mais le pouls était aussi plein et aussi fréquent, la peau aussi chaude ; de plus, les bords et la pointe de la langue devenaient rouges, la salive épaisse ; il y avait aussi roideur du tronc en arrière ; le creux épigastrique était douloureux à la pression.

Je fus un moment incertain si j'appliquerais des sangsues à l'épigastre, ou bien vers la tête, et je me décidai enfin pour le dernier parti, quoique je crusse les désordres cérébraux sympathiques de l'irritation intestinale, mais parce que je pouvais agir sur l'abdomen par d'autres antiphlogistiques. Je prescrivis donc, à 6 heures du soir, 6 sangsues derrière chaque angle de la mâchoire, et des embrocations huileuses, plus un cataplasme émollient sur l'abdomen. Je recommandai à la mère d'appliquer quelques sinapismes aux jambes, s'il survenait du coma après l'agitation dans laquelle se trouvait la malade.

Le 2 Juillet, tout ce que j'avais prescrit ayant été fait avec ponctualité, je trouvai, à 7 heures du matin, l'enfant dormant d'un bon sommeil, et couchée sur le côté gauche. Éveillée peu à peu, elle se retourna vers moi, et sortit sa langue, dont les bords ni la pointe n'étaient plus rouges ; le fond, au contraire, était toujours blanchâtre ; mais toute la langue était bien humide. La peau était moins chaude, la salive moins épaisse, la soif moins intense. Le pouls était encore plein et dur ; il y avait décidément opisthotonos dans la région cervicale ; les pupilles, que je pus enfin examiner, la malade s'étant laissé mettre sur son séant, n'étaient pas du tout dilatées. L'épigastre continuait à être douloureux. Je prescrivis 10 sangsues en cette région, et un cataplasme émollient, après la chute des sangsues ; mais je recommandai d'administrer auparavant un demi-lavement, qui produisit des évacuations alvines abondantes et fétides, ce qui n'empêcha pas que l'épigastre ne continuât à être douloureux et n'exigeât l'application des sangsues.

A dater de ce jour, l'enfant alla de mieux en mieux, l'opisthotonos céda peu à peu, et je dus m'occuper d'alimenter la malade, qui, jusqu'à ce jour, n'avait pris que des boissons et tout au plus quelques crèmes de riz.

Mais cette alimentation fut difficile à diriger, car le tube digestif était loin d'être complètement débarrassé de saburres ; et, le 6 Juillet, je me crus obligé de prescrire encore une potion huileuse qui détermina des évacuations alvines abondantes et fétides. Malgré cela, la langue resta sale, l'appétit nul, le pouls fébrile avec exacerbations à peu près quotidiennes. Vainement l'emploi des demi-lavements

fut-il continué, et produisit-il toujours des évacuations alvines : il fallut, le 13, revenir à la potion
huileuse, qui produisit encore des effets évacuants
très-prononcés.

Le 16, l'œil droit étant rouge depuis plusieurs
jours, et le champ pupillaire étant occupé par une
sécrétion puriforme, je fis appliquer, au bras cor-
respondant, une mouche de Milan qui produisit une
grande évacuation de sérosité. Les exacerbations
quotidiennes que j'ai signalées diminuèrent après
cette application épispastique, et la journée du 18
fut très-bonne. Je conseillai l'usage du lait cru, à
la dose d'un verre le matin et autant le soir, sans
préjudice de quelques potages gras.

Le 19 se passa également bien ; mais, le 20,
l'enfant fut inquiète vers 6 heures du soir, et le
pouls reprit de la fréquence. La mouche de Milan
placée au bras droit fournissant moins de sérosité,
et les symptômes locaux d'ophthalmie contre lesquels
elle avait été dirigée n'ayant pas cessé, je fis appliquer une autre mouche au bras gauche.

Obligé de partir pour les bains de Rennes, je
trouvai, à mon retour, l'enfant bien guérie, mais
ayant perdu l'usage de l'œil droit, où j'ai signalé
la suffusion purulente. Cette enfant est devenue une
grande fille, que je vois, de temps à autre, bien
portante.

XLVII. Marie Schwartz, âgée de 11 ans, étant depuis plusieurs jours toute triste et sans appétit, me fut conduite, le 4 Août 1851, par son père, musicien au 1ᵉʳ régiment du génie. Cette enfant ayant de la fièvre caractérisée par l'accélération du pouls et la chaleur de la peau, la langue n'étant point saburrale, je prescrivis des bains domestiques et des boissons rafraîchissantes, telles qu'orgeat, groseillades et orangeades. Mais ces moyens ne suffisant pas pour éteindre l'éréthisme général qui m'avait paru d'abord l'élément principal de la maladie, et la fièvre devenant plus intense, dans la nuit surtout, s'accompagnant même de délire, je soupçonnai un état vermineux sous la dépendance duquel étaient ces différents symptômes, et je prescrivis 45 gram. d'huile de ricin qui provoquèrent l'issue de plusieurs vers. L'enfant fut immédiatement soulagée; mais la cause n'ayant pas été entièrement détruite, c'est-à-dire les vers renfermés dans le tube digestif n'ayant pas été entièrement expulsés, l'agitation de la nuit reparut, et il fallut revenir à un nouvel emploi du vermifuge. Après cela, il y eut guérison prompte et complète. Marie Schwartz recouvra de l'appétit, goûta les douceurs du sommeil, et redevint gaie, se livrant aux jeux de son âge.

XLVIII. Anaïs Michel, âgée de 4 ans, ordinairement gaie et passant sa journée à jouer avec des enfants de son âge, demanda à se coucher dans l'après-midi du 18 Octobre 1851. Au bout de deux heures elle voulut se lever, mais elle ne reprit pas ses jeux et refusa toute nourriture. Le lendemain, elle fut plus accablée que la veille, et passa toute la journée au lit ; le soir, elle poussa des cris aigus, portant ses mains au cou et se plaignant de cette partie. Le père de cette enfant, camionneur au chemin de fer, vint me chercher soudain ; et, sur le sentiment de strangulation indiqué par la petite malade, sur l'odeur acide de son haleine, sur la dilatation des pupilles, ainsi que sur l'agglomération des cils, quoique la langue ne fût ni blanche ni pointillée, je diagnostiquai une maladie vermineuse. Mais la fièvre était trop intense pour permettre immédiatement l'emploi d'un purgatif, et je me contentai de prescrire des délayants pendant trois jours, durant lesquels l'enfant continua à crier beaucoup, surtout à la chute du jour.

Le 22, la fièvre étant tombée, sans que les vociférations et l'agitation diminuassent, je me décidai à prescrire 32 grammes d'huile de ricin, que l'enfant prit avec la plus grande répugnance, malgré le soin que j'avais eu de faire mettre cette huile dans du café. L'effet purgatif n'en eut pas moins lieu, et détermina l'évacuation de petits vers tout pelotonnés : dès le soir même, les vociférations furent moindres. La dilatation des pupilles et l'agglomération des cils

diminuèrent aussi, les jours suivants; mais il fallut
revenir aux fébrifuges pour compléter la guérison,
et je prescrivis 1 décigr. de calomel avec 2 décigr.
de jalap dans une pastille de chocolat, pour le 26.
Anaïs Michel fut parfaitement purgée et parfaitement
guérie à dater de ce jour.

Fièvres éruptives. — Variole.

XLIX. Le 8 Mars 1846, je fus appelé auprès d'un
enfant âgé de 32 mois, indisposé depuis le 4, et
sur lequel s'étaient manifestées, le 7, quelques
pustules qui, se multipliant et se développant de
plus en plus, constituèrent, le 10, une variole
confluente. La face surtout était fort tuméfiée, et
je proposai à la mère d'y appliquer une couche d'onguent napolitain ; mais elle me demanda des expli-
cations sur l'action de ce moyen, et ne voulut pas
l'employer, ce dont je suis très-content ; car elle
n'aurait pas manqué de lui attribuer la mort de son
enfant qui eut lieu le 24, au moment où il paraissait toucher à sa guérison. Cette mort fut-elle le
résultat de quelque aliment donné malgré ma dé-
fense ? Tout ce que je sais, c'est que, le 23, la
respiration devint tout à coup sibilante, et que je
fis appliquer vainement sinapismes ainsi que vésicatoires.

Varioloïde chez deux sujets de la même famille.

L. Dans les derniers jours d'Octobre 1849 , je fus appelé auprès de Mlle Clara Trappe , âgée de 9 ans , qui présentait aux lombes, sur l'abdomen et en dedans des cuisses, grand nombre de vésicules non ombiliquées , sans cercle inflammatoire. Avec cette éruption, il y avait accélération et élévation du pouls ; la langue était sale, l'appétit nul, la voix rauque. Je ne prescrivis que la diète , le repos au lit. La maladie suivit son cours habituel, et je n'eus qu'à administrer un purgatif le quatorzième jour.

L'éruption disparut sans croûtes ni cicatrices.

Dans les derniers jours de Décembre , un frère à cette jeune fille présenta la même éruption, dont le siége principal fut le deltoïde droit.

Diète , repos au lit , purgatifs le onzième jour.

Varicelle.

LI. Irma Bouge, âgée de 11 ans, fille du portier des Écoles communales, fut prise, le 11 Octobre 1840 , de frissons, d'inappétence, et enfin d'une fièvre intense. Appelé auprès d'elle, le 15 , je constatai déjà quelques vésicules nullement acuminées, mais ressemblant, au contraire, très-bien à de grosses gouttes qui , transparentes d'abord, devinrent bien-

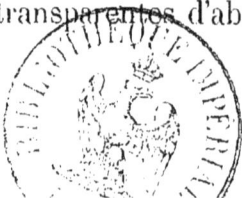

tôt opalines, et ressemblèrent alors à des cristallins cataractés. Une fois l'éruption développée sur tous le corps, face comprise, sans être pourtant confluente, la fièvre tomba et ne reparut pas. Les boutons se desséchèrent rapidement, et tout était fini le 25, jour où, la langue étant un peu sale, je purgeai la jeune malade avec un peu de limonade anglaise.

Rougeole.

LII. Eugène Mackary, âgé de 9 ans, se livrait à ses jeux d'enfant, le 9 Avril 1840, quand il se sentit pris de frisson et d'une faiblesse générale. Rentré chez lui, à l'heure du dîner, il n'eut pas faim, et demanda à se coucher sur un canapé. Je fus appelé dans la soirée, et le trouvai dans l'état suivant : regard morne, langue pâle, amygdales et glandes parotides tuméfiées, surtout à gauche ; peau sèche, pouls fréquent, mais peu développé. Son corps, que je visitai, présentait déjà aux avant-bras, aux jambes et surtout aux jarrets, une éruption miliaire. Je le fis mettre au lit, et lui prescrivis une infusion de fleurs de violettes miellée, ainsi que des crèmes de riz alternées, de trois en trois heures, avec un peu de bouillon.

Le 10, l'éruption de la rougeole était méconnaissable ; le pouls était plus développé, la peau moite,

la langue plus colorée. Je continuai les mêmes prescriptions.

Le 11, l'éruption avait presque disparu; le pouls
se rapprochait de l'état normal; les amygdales et
les parotides étaient moins tuméfiées; l'enfant avait
passé une bonne nuit et demandait des aliments.
Je ne lui en permis que le 14, et sa guérison ne
présenta aucune entrave.

LIII. Mlle Évelina Du Mesjan, âgée de 9 ans,
depuis plusieurs jours atteinte de céphalalgie, eut,
le 22 Mars 1841, une épistaxis par la narine gauche.
Le 23, elle présenta l'éruption rubéolique à la face
et aux bras; la base de la langue présentait un léger
enduit verdâtre. Cependant l'appétit se maintenait encore. Le lendemain, la face se tuméfia, et il y eut
encore épistaxis. La Nature faisant elle-même les frais
de la guérison, je me bornai à prescrire le repos au
lit et la diète. Le 25, la tuméfaction de la face
disparut, et l'éruption parut se transporter vers l'abdomen et les extrémités inférieures. Après quelques
jours, elle disparut, et la jeune malade fut promptement rétablie, sans que j'eusse même à lui administrer
un purgatif.

LIV. Le 28 Septembre 1849, Théodore Charpentier,
âgé de 3 ans, éprouva des envies de vomir, eut la
peau chaude, les yeux larmoyants, le pouls fréquent,

et le bas-ventre couvert d'une éruption miliaire. Cette éruption disparut le 29 ; mais, le 30, j'appris que l'enfant avait été agité pendant toute la nuit. Dans l'après-midi, vers 2 heures, il redevint plus chaud que dans l'état de santé, et la nuit suivante fut encore agitée.

Le 1er Octobre, une éruption plus large que celle de l'abdomen parut aux avant-bras, mais resta sous l'épiderme. Je prescrivis le repos au lit et des cataplasmes sinapisés aux jambes. L'éruption se soutint, sans devenir plus saillante. L'enfant fut maintenu dans une abstinence complète. Malgré cela, le 3, la voix fut rauque.

Le 5, l'enfant était si bien, qu'on lui laissa manger de la viande, sans ma permission toutefois.

Le 8, il était tout-à-fait guéri.

Rougeole et variole.

LV. Le 1er Juin 1851, Ernestine Olivier, âgée de 4 ans, eut, dans la soirée, un peu de frisson et de coryza ; et, après avoir été assez bien le 2, elle éprouva encore du malaise dans la soirée du 3. Elle eut même des convulsions dans la nuit, et je fis appliquer 2 sangsues sous chaque malléole. Dans la nuit du 4 au 5, il y eut d'autres convulsions, et l'enfant, plongée dans le coma, n'en sortait que pour entrer dans le délire. Je fis appliquer 4 sangsues à chaque apophyse mastoïde, et de la glace sur la tête. Soudain il y eut une amélioration sensible; mais le pouls restant vif et élevé, je prescrivis 15 centigr. de calomel à administrer chaque trois heures. Après la troisième dose, il y eut des selles abondantes, et le mieux se soutint, c'est-à-dire que l'enfant n'était plus ni dans le coma ni dans le délire.

Le 6, il survint de la toux par quintes, et du looch blanc en fit justice.

Le 7, l'enfant était à peu près bien, et causait librement; mais peu à peu elle devint inquiète; et, le 14, parut l'éruption rubéoleuse qu'avaient plusieurs autres enfants du quartier.

Le 18, des pustules de variole parurent sur les mains ainsi que sur les lèvres, et il survint une raucité qui fit soupçonner l'existence de pareilles pustules sur la muqueuse gutturale.

Le 23, une pustule toute pleine de pus se fit remarquer sur le dos du pied droit énormément tuméfié; la raucité se changea en aphonie; la faiblesse générale était telle, que la main et le bras de l'enfant tremblaient quand elle voulait saisir un objet. Elle était dans un véritable état de fièvre nerveuse: presque tout son corps se desquammait par larges plaques; sa figure et ses mains présentaient des croûtes résultant de suppurations; enfin, la malade mourut, le 17 Juillet, sur les bras de sa mère, qui depuis vingt jours était obligée de la promener constamment.

Roséole.

LVI. Le 4 Février 1846, Cyprien Bonnet, dont j'ai déjà parlé, éprouvait de la céphalalgie et de l'inappétence ; sa langue était sale et son pouls peu développé. Comme il y avait beaucoup de varioleux en ville, je ne lui prescrivis que de la tisane et des bouillons maigres. Le 6, à la suite d'une nuit fort agitée, je le trouvai couvert de taches roséolées, sans saillie aucune. L'enfant resta au lit ; et, malgré cela, les taches disparurent dans les 24 heures. Le 8, la langue étant encore sale, je prescrivis 30 gram. d'huile de ricin, et la guérison fut complète au bout de quelques jours.

Scarlatine.

LVII. Le 24 Novembre 1837, Mlle Félicie Ménard, alors âgée de 7 ans, fut prise de vomissements, étant à la messe ; et, le soir, étant au lit, elle présenta sur son corps une éruption sous-cutanée.

Le lendemain, cette éruption disparut, mais l'enfant éprouva des frissons et de la céphalalgie. Elle fut retenue au lit et à la diète, avec de la tisane d'orge.

Le 26, il y eut des selles blanchâtres, diarrhéiques, mais sans douleurs ; la langue présenta un enduit blanchâtre à sa surface dorsale. Les urines étant rares, le pouls accéléré, la peau chaude, je prescrivis du petit-lait légèrement nitré. Le soir, l'éruption sous-cutanée reparut par plaques rouges.

Le 27, l'éruption se maintint et la peau fut moite; il n'y eut pas d'évacuation alvine.

Le 28, l'éruption diminua, ainsi que l'enduit blanchâtre de la langue et la sueur.

Le 29, les urines furent plus abondantes que les jours précédents, et elles furent limpides.

Le 30, l'enfant demanda des aliments, et je lui permis une petite soupe qui fut bien supportée par l'estomac.

A dater de ce jour, je n'eus qu'à diriger l'alimentation, et la convalescence marcha avec régularité; la desquammation se fit peu à peu.

LVIII. Alfred Wolkard, âgé de 11 ans, fut pris, le 16 Avril 1840, dans la matinée, de frissons et de céphalalgie; dans la journée, des plaques rouges et saillantes apparurent sur ses bras, son ventre et ses cuisses. Le 17 au soir, l'éruption s'étant propagée à la face, et la céphalalgie étant devenue plus intense, je fus appelé; mais ne constatant que peu de fièvre, et point de gastricité, je ne prescrivis qu'une infusion de fleurs de violettes, pour déterminer la diaphorèse, le repos au lit et l'abstinence d'aliments. Le 18, la figure, seul siége de l'éruption, est tuméfiée ; l'abdomen est douloureux, à l'épigastre surtout. Je prescrivis un cataplasme de farine de lin sur le ventre, et un demi-lavement émollient qui détermina une selle abondante. A dater de ce jour, l'éruption disparut en entier, et le malade entra en pleine convalescence.

Scarlatine chez trois membres de la même famille.

LIX. Mme De Castillon m'envoya chercher, le 20 Avril 1849, à 10 heures du soir, pour sa fille Berthe, âgée de 5 ans, qui, dans la journée, avait été incommodée, et qui, dans le moment, se plaignait d'une gêne dans le gosier, vers le côté gauche surtout. Cette enfant avait de la fièvre, c'est-à-dire une accélération anormale dans le pouls, et une chaleur âcre à la peau. Celle-ci présentait en certains points une nuance qui annonçait la scarlatine. Je ne prescrivis qu'un cataplasme de farine de lin sur le ventre, préalablement huilé, et de l'oxycrat pour boisson. La nuit fut très-agitée ; et, le lendemain, la scarlatine avait envahi tout le corps. La langue était rouge, l'haleine acide, et l'enfant ne voulait pas boire. Je pensai à assouplir la peau, dont l'irritation occasionnait l'agitation de la malade, en faisant usage d'une pierre à chaux enveloppée d'un linge mouillé avec une décoction de mauves. Cela produisit un bon effet, car l'enfant cessa d'être inquiète ; et elle approchait de la convalescence , lorsque son frère Oswald fut pris , le 27, d'envies de vomir, et perdit sa gaîté ordinaire. Le soir, la nuance scarlatineuse se dessinait déjà sur les avant-bras et le cou, mais les symptômes d'angine qu'avait présentés sa sœur manquaient totalement. Le 28 , la scarlatine était manifeste , et paraissait bénigne. A 2 heures après midi , Oswald fut pris de mouvements convulsifs dans les muscles de la face et des membres. En mon absence , sa mère fit appliquer des cataplasmes très-chauds de farine de lin aux pieds , et de l'eau froide sur la tête. A 6 heures , quand j'arrivai , les mouvements convulsifs avaient complètement cessé , mais il y avait coma profond et perte absolue de connaissance. Le pouls étant plein , la face animée, je fis appliquer 6 sangsues à la base de chaque apophyse mastoïde. Cette saignée locale ayant bien réussi , l'enfant reprit sa connaissance vers 3 heures de la nuit ; et déjà , pendant que les sangsues fonctionnaient, l'enfant eut une évacuation alvine abondante et fétide, qu'il sentit venir, pour laquelle il demandait à se lever , ce qui prouve bien qu'il avait déjà conscience de ses actes ; et cependant le lendemain il n'en conservait aucun souvenir.

Cette évacuation alvine me détourna de prescrire du sirop d'ipécacuanha , ainsi que j'en avais eu l'intention, d'après l'état saburral de la langue, fort différente de celle de Mlle Berthe.

Le 29, Oswald était assez bien, quoique encore accablé. Vers 2 heures après midi, il fut assoupi, et des cataplasmes sinapisés furent promenés sur ses extrémités inférieures. Quoiqu'il fût survenu une seconde évacuation alvine à peu près semblable à celle de la veille, je prescrivis 20 centigr. de calomel dans 4 gram. de conserve de rose. Le 30, la nuit fut bonne ; et, à dater de ce jour, la maladie d'Oswald ne présenta plus rien de remarquable.

Mme De C....., mère de Berthe et d'Oswald, avait été prise elle-même de scarlatine, le 28. Cette éruption avait éclaté d'abord sur la face, qui s'était grandement tuméfiée ; puis la scarlatine et la tuméfaction s'étendirent au cou, à la poitrine, aux bras et avant-bras. Or, c'était le soir même où son fils Oswald éprouva les symptômes cérébraux si inquiétants. Cette dame fut donc obligée de se mettre sur son séant bien des fois, pour s'assurer que l'on fît à son fils tout ce que je prescrivais. Elle l'avait même fait coucher dans son propre lit. Se découvrit-elle, et arrêta-t-elle ainsi l'éruption ; ou bien ce point d'arrêt fut-il dû à l'émotion de voir son fils gravement malade ? Toujours est-il que, le 1er Mai, la scarlatine parut sur la poitrine avec la même cuisson et la même tuméfaction qui l'avaient accompagnée lors de sa première apparition. De la pommade de limaçon fut tout ce que j'employai pour calmer l'irritation de la peau, tant de la figure que de la poitrine ; et, après que l'éruption eut fait son cours complet, je purgeai la malade avec 32 gram. de crème de tartre soluble.

Berthe fut également purgée avec la crème de tartre, mais à la simple dose de 16 gram. Je préférai ce purgatif, chez Mme De C..... et sa fille, parce que, étendu dans une suffisante quantité d'eau, il désaltère d'une manière notable, et peut, par conséquent, être regardé comme rafraîchissant.

Après la guérison de la scarlatine, Berthe eut un gonflement considérable de la lèvre inférieure ; et, à l'aide de fumigations émollientes, ainsi que de la pommade de limaçon, ce gonflement cessa bientôt, en laissant néanmoins sur la lèvre une sécrétion qui se dessécha et devint croûteuse.

Le 15 Mai, les trois malades étaient considérés comme guéris; ils étaient, en effet, sortis, et avaient repris leurs repas ; mais Oswald ayant la base de la langue toujours enduite de mucosités brunâtres auxquelles j'attribuais de fortes sueurs qu'il éprouvait à la tête, et son appétit étant très-peu prononcé, je lui prescrivis 32 gram. d'huile de ricin. Cette huile fut prise le lendemain ; et, par une coïncidence difficile à expliquer, il survint, le même jour, à la face et aux avant-bras, une éruption rubéoliforme, mais discrète. L'enfant avait eu la rougeole six mois auparavant. Deux jours de repos au lit et la diète en firent justice. L'appétit revint rapidement, et la guérison fut complète avant la fin du mois.

Scarlatine survenue pendant l'incubation du virus vaccin.

LX. Marie Buges, âgée à peine de 9 mois, et vaccinée le 29 Avril 1840, présenta, le 4 Mai, de grandes plaques rouges sur tout le corps, ce qui n'empêcha pas deux pustules varioliques de paraître et se développer à chacun des deux bras. Les deux éruptions eurent leur cours ordinaire, et je n'eus qu'à en être spectateur.

Scarlatine et rougeole.

LXI. Mᵐᵉ Néraud, des environs de Bourges, âgée de 22 ans, venue à Balaruc pour accompagner son mari atteint d'hémiplégie, fut prise de scarlatine et de rougeole en même temps que la famille De Castillon, à Montpellier. Mᵐᵉ Néraud fut guérie par le seul repos au lit, l'abstinence de tout aliment, des boissons émollientes. Je la purgeai le onzième jour. C'est presque dire que la double éruption dont Mᵐᵉ Néraud fut atteinte se réalisa complètement sur la peau, et que les muqueuses furent très-peu tuméfiées.

Purpura.

LXII. Adélaïde Soulairol, âgée de 21 ans, d'une forte constitution et d'un tempérament sanguin, était encatarrhée depuis quelques jours, et éprouvait par conséquent une lassitude générale, lorsque, le 22 Août 1836, elle remarqua sur ses jambes, un peu enflées et luisantes, quelques taches pourprées ayant les dimensions d'une pièce de 30 sous, sans saillie au-dessus de la peau. Le lendemain, les cuisses furent le siége de semblables taches pourprées, et cette fille vint alors me consulter. La langue était brune dans le milieu de sa face dorsale, à l'instar de ce que j'ai déjà signalé dans l'observation de Mlle Lucie Chamayou; mais il y avait cette différence que, chez Adélaïde Soulairol, la langue ne présentait pas la transparence signalée dans l'autre cas; le pouls était déprimé, et la température plus basse que ne comportait la saison, la malade accusant une chaleur qui contrastait avec cette appréciation extérieure. Il était bien évident qu'il y avait concentration du mouvement circulatoire comme dans la période algide du choléra : j'avais d'ailleurs vu déjà de pareilles taches sur la domestique de la Comtesse Salemberry, et la saignée m'avait réussi, conjointement avec des boissons acidulées, à les faire disparaître. Je pratiquai donc une saignée du bras, de

180 gram. environ, et prescrivis de la limonade
végétale, froide.

Le 24, la malade ayant éprouvé de fortes douleurs
abdominales avec vomissements aqueux, je formulai
une potion avec l'eau de cerises noires, l'eau de
laitue et l'eau de plantain (30 gram. de chaque),
20 gouttes de laudanum liquide, et autant de liqueur
anodine d'Hoffmann. Je conseillai en même temps
un demi-lavement avec la décoction d'une tête de
pavot. Je parvins ainsi à calmer les vomissements;
mais la malade continuant à se plaindre de l'épigastre, je fis appliquer en ce point 15 sangsues et
un cataplasme de farine de lin. L'usage de la limonade froide fut continué; et, sur la demande
qui me fut faite, de donner quelques aliments, je
permis une demi-tasse de chocolat.

Malgré cette précaution, de ne permettre que des
astringents, il survint de la diarrhée dans la nuit du
25 au 26; et la malade, fort agitée, voulait à tout
instant sortir de son lit. A ma visite du matin,
Adélaïde se plaignant beaucoup de gêne dans la
déglutition, j'examinai la bouche, et la trouvai parfaitement saine; mais il n'en fut pas toujours ainsi:
le 27, en effet, je remarquai des taches scorbutiques
aux gencives de l'arcade dentaire supérieure; et, le
28, les deux joues présentaient des escarres gangréneuses à leur intérieur.

Les taches des jambes et des cuisses avaient, pendant ce temps, acquis une couleur vineuse, et elles s'étaient étendues aux fesses, aux coudes et au pli du bras où avait été faite la saignée. La plante du pied droit présenta, le 25, une ampoule qui, percée, fournit de la sérosité sanguinolente.

Le pouls, que j'ai dit déprimé le premier jour où je l'observai, avait acquis, sous l'influence des douleurs abdominales, des vomissements et de la diarrhée, une élévation qui, le 27, m'aurait suggéré l'idée de réitérer la saignée, si, la veille, il n'y avait pas eu, dans les selles, du sang décomposé qui me fit craindre, concurremment avec la plupart des autres symptômes, une adynamie prochaine.

M'étant contenté de traiter la malade par des applications, sur le ventre, de cataplasmes de farine de lin délayée avec une forte décoction de roses de Provins, par des crèmes de riz et des bouillons maigres auxquels je joignais un peu d'eau vineuse, et enfin par des demi-lavements avec l'eau de son et la décoction de têtes de pavot, je parvins à rendre les selles simplement diarrhéiques, et à calmer les douleurs abdominales. Le gosier seul resta douloureux, et me parut exiger l'application de 20 sangsues qui tirèrent beaucoup de sang, mais ne diminuèrent nullement la gêne que la malade éprouvait dans la respiration et la déglutition. Appelé, en effet, en toute hâte, à 4 heures du soir, le 28, je trouvai la malade assise sur son lit, et accusant avec énergie

un sentiment on ne peut plus pénible de strangulation. C'est alors, en examinant son gosier, que je
constatai les deux escarres gangréneuses des joues,
et, de plus, une tuméfaction considérable des amygdales ainsi que de la luette. Malgré le peu d'espoir
que j'eus dans une nouvelle application de sangsues,
faite sur les parties latérales du cou, ne connaissant
pas d'autre moyen propre à combattre rapidement
cette tuméfaction qui pouvait être cause mécanique
d'asphyxie, je prescrivis autres 20 sangsues sur les
parties latérales du cou ; mais l'agitation de la malade
ne permit d'en appliquer que 5.

Son état empirant de plus en plus, je fis appliquer,
à 6 heures, un vésicatoire à chaque bras ; et, à 10
heures, la suffocation étant de plus en plus imminente, je ne vis d'autres ressources que dans la
trachéotomie. En présence d'une proposition aussi
grave, j'appelai en consultation le Professeur Dugès ;
et, en attendant son arrivée, je fis appliquer des
sinapismes aux cuisses. Le Professeur Dugès, à son
tour, désira appeler le Professeur Serre.

Ces deux Professeurs pensèrent, comme moi, que
la trachéotomie était le seul moyen de salut possible
pour la malade, qui venait d'avoir, sans résultat
avantageux, une salivation sanguinolente très-co-
pieuse, dont le pouls était encore très-plein, mais
dont le sang était évidemment en dissolution. Les
père et mère de la malade étant absents, nous dûmes

avertir sa sœur, qui se trouvait seule auprès d'elle, du danger de la maladie non moins que de l'opération ; et, cette sœur ne voulant pas prendre sur elle la responsabilité dont nous nous déchargions, nous étions sur le point de nous retirer, quand la malade exprima, avec toute l'énergie dont elle était capable, la volonté ferme d'être opérée, et menaça même de se jeter par la fenêtre si nous ne l'opérions pas.

Je saisis donc le bistouri, et incisai la peau de la région antérieure du cou, en présence des deux Professeurs déjà cités ; mais, soit par l'émotion, soit par la position qu'il fallut donner à la malade pour l'opérer, elle expira avant que l'opération fût poussée plus loin.

LXIII. Consulté, peu de temps après, par M. le docteur Bringuier, pour un crieur de nuit dont tout le corps était couvert de taches pourprées semblables à celles d'Adélaïde Soulairol, mais qui, depuis 24 heures, perdait du sang par le nez, sans que des applications froides eussent pu modérer l'épistaxis, je fus d'avis de pratiquer une saignée du bras ; et l'épistaxis, en effet, s'arrêta pendant quelques heures, durant lesquelles fut administrée la potion de Plenck, composée comme suit :

Prenez : Pierre hématite...   8 gram.
Sirop de menthe... 30 gram.
Eau de cannelle... 15 gram.

$$\left.\begin{array}{l}\text{Eau de mélisse...} \\ \text{Eau de menthe...}\end{array}\right\} \text{45 gram.}$$

Mais au bout de quelques heures, l'hémorrhagie se reproduisit, et ne céda à une nouvelle saignée que pour
quelque temps. L'insuffisance de ce moyen thérapeutique, ainsi que celle des astringents, nous étant
démontrée, nous tamponnâmes les fosses nasales ;
mais le malade n'en succomba pas moins au bout
de quelques jours, malgré l'emploi des vésicatoires
et autres moyens habilement dirigés par M. Bringuier.

Suette miliaire.

LXIV. La femme de Bécat, boulanger, âgée de
24 ans, accouchée en Janvier 1851, et allaitant
son enfant, qui se portait bien, avait un engorgement du sein gauche, pour lequel M. le docteur Lescure lui donnait des soins, et prescrivait un régime
ténu. Mais on persuada à la femme Bécat qu'elle
avait besoin de manger pour entretenir son lait ; et,
dans la nuit du 28 au 29 Mai, elle prit une tasse
de chocolat d'abord, et une côtelette quelques heures
après. Une indigestion survint, et cette jeune femme
en fut très-effrayée. Elle crut être en danger de mort,
et demanda le médecin le plus voisin. Appelé en toute
hâte, à 6 heures du matin, je la trouvai ruisselante
de sueur, et ne fus pas peu surpris de l'entendre

me dire qu'elle avait froid, car la sueur n'était pas du tout froide. Cependant la malade me répéta l'assurance de cette sensation. Le pouls était un peu accéléré ; mais on ne pouvait le dire ni concentré, ni plein, quoiqu'il ne fût pas naturel, et qu'il fût plus voisin de la petitesse que de l'ampleur. Je dis quelques paroles propres à calmer l'imagination de la malade, tout en blâmant avec affectation les assistants de ne pas croire à la réalité de son agitation. J'eus donc l'air de lui donner raison ; mais je mis tout le mal qu'elle éprouvait sur le compte de l'indigestion. Cependant je prescrivis une potion avec les eaux distillées de cerise noire, de mélisse, de menthe, de cannelle orgée (30 gram. de chaque), et je fis avertir le docteur Lescure, avec qui je revis la malade, le soir. Elle nous apprit que la potion antispasmodique avait fait disparaître la sensation du froid pendant quelques heures, mais que cette sensation s'était reproduite. Cependant elle ne l'éprouvait pas au moment de notre visite, et tout son corps était couvert de la sueur chaude que j'avais constatée, le matin. La femme Bécat conservait encore, quoique à un moindre degré, ses appréhensions, et sa langue était pointue, lancéolée, rouge sur les bords, mais d'un blanc micacé au milieu de sa face dorsale.

Indépendamment du bien que les Professeurs Fuster et Alquié avaient obtenu du sulfate de quinine, dans l'épidémie de Pézenas, un autre motif nous détermina à employer ce sel : c'étaient les alternatives accusées par la malade dans la sensation du froid que nous n'avions pas pu constater nous-même. Nous prescrivîmes donc 1 gram. de sulfate de quinine en 6 pilules, dont une dut être prise chaque deux heures ; nous fîmes enlever quelques-unes des couvertures dont la malade avait fait surcharger son lit, et nous recommandâmes de tenir toujours ouverte la porte de la chambre, qui ne recevait de l'air que par le magasin.

Le 30, la sueur était la même que la veille, et la malade accusait de la cuisson en diverses parties du corps ; mais nous ne pouvions encore y apercevoir aucune éruption. Elle nous dit avoir un peu dormi, et ses pressentiments sinistres étaient encore moindres qu'ils n'étaient le soir de la veille. Elle raisonnait bien, et nous dit qu'elle s'attendait à avoir la suette une des premières. Nous prescrivîmes un autre gramme de sulfate de quinine en 6 pilules, et réitérâmes la potion, à laquelle, dès hier soir, nous avions ajouté 1 gram. de liqueur d'Hoffmann. A notre visite du soir, la femme Bécat se plaignit du sulfate de quinine, et l'accusa de lui procurer de la chaleur à l'estomac. Malgré cela, de petites saillies miliaires ayant surgi entre les seins, et le caractère de la maladie étant par cela mieux établi encore, nous persistâmes dans l'emploi du sulfate, dont nous prescrivîmes un autre gramme pour la nuit suivante.

Celle-ci fut bonne, quoique l'éruption miliaire augmentât et s'étendît à toute la poitrine, à la région cervicale même. A notre visite du 31 (matin), nous n'observâmes aucun symptôme de congestion viscérale, et nous crûmes devoir profiter du bien-être et de l'absence de la sensation du froid pour saturer l'économie de l'antipériodique. A cet effet, nous joignîmes 8 gram. d'extrait alcoolique de quinquina au gramme de sulfate de quinine que la malade prenait depuis plusieurs jours, et nous mîmes le tout en suspension dans 120 gram. d'eau convenablement édulcorée.

Nous n'eûmes qu'à nous louer de cette précaution; car, le 1er Juin, la sensation du froid (toujours inappréciable à nos sens) se reproduisit, la sueur se maintenant, et l'éruption miliaire se propageant vers l'abdomen et la région lombaire. Malgré l'opportunité de la mixture prescrite la veille, et qui probablement avait empêché la fièvre de prendre un caractère fâcheux, nous fûmes obligés de céder aux instances de la malade, qui nous dit éprouver à l'estomac la sensation d'une barre transversale, et qui attribuait cette sensation pénible au quinquina. Nous recourûmes donc à la méthode iatraleptique, dont la prétendue méthode axillaire n'est qu'une variété, et nous donnâmes, aux 8 gram. de résine de quina et au gramme de sulfate de quinine, l'axonge pour excipient. 32 gram. de cette pommade furent mis sous les aisselles de la malade, et maintenus avec un peu de coton.

2 Juin. A notre visite du matin, nous apprîmes que la nuit avait été bonne, tandis que celle de la veille avait été agitée; la sensation de froid s'y était également reproduite moins souvent, et la sueur avait été moindre; la langue était aussi moins lancéolée; sa face dorsale se recouvrit d'un véritable enduit roussâtre et limoneux. Nous renouvelâmes la prescription de la pommade, et nous formulâmes une nouvelle potion avec les eaux distillées de mélisse et de cerises noires, convenablement édulcorées. Le régime de la malade se composa toujours de crèmes de riz et de bouillons maigres; sa tisane fut une décoction de fleurs de mauves, acidulée.

Le 3, il survint un peu d'oppression, et nous nous hâtâmes de faire appliquer des cataplasmes légèrement saupoudrés de farine de moutarde sur les avant-bras, les jambes étant, dès le premier jour, enveloppées de coton et de taffetas ciré. Ce simple dérivatif suffit pour rétablir la respiration dans son état normal; et, la sueur diminuant de jour en jour, il y avait déjà, le 6, jour où je montrai la malade à M. le Professeur Alquié, un commencement de desquammation sur les points où avait eu lieu l'éruption miliaire.

Cette malade, dont la guérison a été parfaite, n'a pas discontinué d'allaiter son enfant, malgré les préventions des personnes qui s'intéressaient à elle, et qui nous témoignaient la crainte de voir communiquer la maladie à ce jeune être. J'insistai, au contraire, pour que la femme Bécat ne discontinuât pas d'allaiter son enfant, espérant que l'exercice de cette fonction aiderait au succès des moyens thérapeutiques, et craignant que la malade fût exposée, en cessant de donner le sein, à une pléthore laiteuse dont l'influence ne pouvait pas être calculée.

Fièvre entéro-céphalique.

LXV. Le 16 Mars 1840, Alfred Ménard, âgé de 5 ans, fut accablé toute la journée, et ne voulut rien manger ; mais ce malaise étant assez fréquent chez cet enfant, ses parents ne m'appelèrent que le 21. Le pouls était plein et accéléré, le ventre dur et douloureux, la langue pointillée de blanc, et l'accablement si intense, que l'enfant n'ouvrait que très-rarement les yeux et ne proférait pas la moindre parole. A l'aide d'une pastille de chocolat, dans laquelle étaient 20 centigr. de calomel et 10 de jalap, j'obtins des selles abondantes et fétides ; des cataplasmes et des lavements émollients rendirent le ventre souple et non douloureux ; mais l'accablement resta le même. Je me crus donc obligé d'agir sur l'encéphale ; et, le 29, je fis appliquer 4 sangsues derrière chaque apophyse mastoïde. Le coma persistant, la langue paraissant rétractée, et devenant sèche, le pouls se laissant déprimer, je fis appliquer, le 2 Avril, des vésicatoires au gras des jambes ; et n'en ayant pas obtenu d'effet immédiat, six heures après, j'en fis appliquer d'autres à la partie interne des cuisses. Le pouls se ranima, revint même à l'état de plénitude ; mais ce bon effet des vésicatoires cessa le 4, et j'en prescrivis un autre à la nuque. Je formulai en même temps une potion avec 32 gram. d'eau de menthe, autant d'eau de fleurs d'oranger, autant de sirop d'écorces d'orange amère, et 15 centigr. de teinture de castor. Le vésicatoire à la nuque ne fut pas appliqué, la mère croyant son enfant sans ressources ; mais la potion produisit un effet presque magique : dès la seconde cuillerée, les paupières du jeune malade se soulevèrent ; il suivit du regard les personnes qui l'entouraient ; il urina beaucoup plus qu'il n'avait fait depuis sa maladie ; et, le lendemain, il poussa une selle presque louable.

En un mot, l'enfant parut revenir à la santé ; mais le coma persistait ainsi que le mutisme ; de temps en temps on eût dit que l'enfant voulait vaincre ce dernier. La persistance de ces deux symptômes me parut d'autant plus fâcheuse, qu'il s'y joignit, le 7, une certaine rétraction de la tête ; et, le 8, des mouvements convulsifs des muscles de la face. Vainement fis-je apposer encore 2 sangsues derrière chaque apophyse mastoïde : la mort survint dans la nuit du 8 au 9.

Autopsie cadavérique. — Crâne bien conformé, sutures bien soudées partout; je le scie circulairement, et constate une injection sanguine, évidente, l'arachnoïde. La masse cérébrale a une consistance normale; et, incisée, elle présente dans sa substance blanche ce qu'on appelle *pointillé sanguin*. Les ventricules sont tous remplis de sérosité. Le sinus pétreux gauche est gorgé de sang. Le scalpel a rencontré une ossification de la dure-mère dans les points où celle-ci sépare le cerveau du cervelet.

Les intestins et l'épiploon présentaient aussi une injection vasculaire très-prononcée; les glandes mésentériques avaient un volume exagéré.

Érysipèle simple.

LXVI. Le 15 Décembre 1850, M. Ricard, fabricant de voitures, âgé de 47 ans, d'un tempérament bilioso-sanguin, fut pris de frisson et d'inappétence; le 17, son nez se tuméfia; le 18, la tuméfaction du nez, rouge et luisant, s'étendit à la joue droite, puis à la joue gauche, sans ménager le front. Des phlyctènes se développèrent sur ces diverses parties. Du coton cardé sur la face, le repos au lit et la diète, avec boissons chaudes, ont suffi pour le traitement. Il n'a même pas été besoin de purgatif à la fin de celui-ci. La guérison a été parfaite, le 28, bien que le cuir chevelu eût été envahi après la face.

Érysipèles plus ou moins compliqués et plus ou moins graves.

LXVII. Le 29 Octobre 1836, Mlle Adèle Verney, âgée de 27 ans, s'étant trouvée dans une diligence qui versa, éprouva une vive frayeur. Cependant elle eut ses *règles* immédiatement après, comme elle devait les avoir, mais elle éprouva de la tension et de la rougeur à la face. Le 1er Novembre, je lui trouvai le pouls assez plein pour lui pratiquer une saignée de 120 gram.; cette quantité étant tout ce que pouvait me permettre la faible constitution de la malade. Je lui prescrivis, en outre, des embrocations abdominales avec l'huile de camomille, des demi-lavements émollients, et de l'eau de veau pour boisson, attendu qu'elle éprouvait un éréthisme nerveux extrême ayant tendance à se localiser vers l'abdomen. Je permis quelques bouillons maigres et quelques crèmes de riz.

Le 3, la tuméfaction rouge et luisante, qui n'avait occupé jusqu'à ce jour que le côté droit de la face, envahit le côté gauche, en passant par le front et gagnant vers le cuir chevelu. Aussi y eut-il un peu de délire, la nuit suivante. La langue étant sale, le pouls étant devenu souple, ainsi que le ventre qui était tendu les jours précédents, je prescrivis 5 centigr. de tartre stibié en trois cuillerées d'eau, administrées à dix minutes d'intervalle l'une de l'autre. Ce moyen thérapeutique détermina des évacuations bilieuses abondantes par haut et par bas ; et les yeux, qui, le matin encore, étaient complètement fermés, furent complètement ouverts à 6 heures du soir.

Le 4, j'appris que la nuit avait été moins agitée, et que la malade n'avait presque pas déliré ; mais la langue était sèche et les yeux étaient encore fermés : j'hésitai à réitérer la prescription du tartre stibié, et n'ordonnai qu'un demi-lavement, devenu inutile peu après mon départ, la malade ayant poussé spontanément une selle copieuse. Le soir, je prescrivis 120 gram. de looch blanc pour la nuit.

Le 5, la nuit fut encore sans délire ; les yeux furent entr'ouverts, la langue humide ; la malade dit que l'érysipèle gagnait la nuque, ce qu'il fut aisé de constater ; la desquammation commença à se faire vers le front.

Le 6, il y eut un sommeil de trois heures ; la peau était moite, le pouls encore plein, les urines rouges, mais non troubles ; la desquammation de la face se continua. L'abdomen étant un peu tendu, je prescrivis de nouveau les embrocations avec l'huile de camomille, et un demi-lavement avec de l'eau de son.

Le 7, la nuit fut encore meilleure que celle de la veille, le sommeil ayant été plus prolongé ; le ventre cessa d'être tendu, et la malade désira quelques aliments. Son état, de plus en plus satifaisant, me permit de satisfaire à ce désir, et je n'eus plus qu'à diriger la convalescence jusques au 12, jour où je pratiquai une incision à la paupière inférieure droite, qui était devenue le siége d'un petit abcès. La malade fut purgée le 15, et sa guérison définitive eut lieu le 17.

Toutefois, il y eut rechute le 28, le côté droit de la face étant encore devenu érysipélateux ; mais cette fois la cause de la maladie me parut résider dans le retard de la menstruation, et c'est du rétablissement de cette fonction que je m'occupai avec succès pour guérir le nouvel érysipèle.

LXVIII. La femme de Vernet, maréchal, logée rue Valfère, n° 23, âgée de 27 ans, malade depuis huit jours, m'envoya chercher le 27 Novembre 1836, et je constatai chez elle une angine catarrhale, caractérisée par une gêne extrême d'avaler et de respirer, une tuméfaction considérable des amygdales recouvertes d'un enduit visqueux et blanchâtre qui tapissait toute la face dorsale de la langue, et donnait à la bouche une grande puanteur. Je prescrivis aussitôt 5 centigr. de tartre stibié, qui, donnés en trois petites cuillerées d'eau, à dix minutes de distance l'une de l'autre, firent abondamment vomir la malade, et déterminèrent chez elle une évacuation alvine.

Le 28, la déglutition était plus facile, la langue moins sale, et la respiration moins gênée ; mais je trouvai le nez très-tendu, rouge et luisant.

Le 9, cette tuméfaction rouge et luisante s'étendit au milieu de la face, et présenta, le 10, plusieurs phlyctènes.

Le 11, la femme Vernet éprouvant des vomissements que je ne pouvais plus attribuer à l'embarras gastrique, complètement détruit, je prescrivis la potion de Dehaën, un cataplasme émollient sur l'épigastre, et une injection de même nature dans le rectum.

Du coton cardé ayant été appliqué sur la figure, je n'eus plus qu'à diriger le régime et la convalescence.

LXIX. La nommée Gontier, fripière, âgée de 24 ans, m'appela, le 24 Décembre 1836, pour une tuméfaction considérable qu'elle éprouvait depuis plusieurs jours à la face, et qui était actuellement étendue aux deux joues, aux deux yeux à peine entr'ouverts, au front et au nez, toutes ces parties étant déjà couvertes de vésicules en dessication. La femme Gontier m'apprit que, le 19, nettoyant des chandeliers, à sa fenêtre, elle en avait laissé tomber un dans la rue, et qu'elle avait éprouvé une vive crainte d'avoir blessé quelqu'un, à la suite de quoi était survenue, le lendemain, son indisposition. Le pouls de la malade était fréquent, plein et irrégulier, la peau chaude ; la malade éprouvait souvent des défaillances ; sa langue n'était pas sale, et cependant elle disait avoir la bouche mauvaise et éprouver des nausées. En conséquence de ce, je prescrivis 5 centigr. de tartre stibié et 75 d'ipécacuanha en poudre fine, qui, administrés en trois doses, de dix en dix minutes, procurèrent d'abondantes évacuations par haut et par bas. La malade fut guérie peu de jours après ; et elle n'a eu besoin de moi que le 3 Août 1849, pour un cas à peu près semblable de tout point.

En effet, au jour indiqué, elle me dit avoir éprouvé une vive sensation, l'avant-veille, et avoir senti, le lendemain, une tuméfaction notable du nez et des pommettes avec rougeur violacée. Sa langue n'étant point sale, et son pouls étant peu fébrile, je ne lui prescrivis que l'abstinence de tout aliment solide, et l'usage de boissons émollientes.

Le 4 Août, la tuméfaction s'étendit en tout sens, et de grosses phlyctènes se présentèrent remplies d'un liquide puriforme, à la paupière inférieure gauche surtout ; les yeux furent complètement fermés par la tuméfaction des paupières. Je fis couvrir d'onguent

napolitain, et puis de coton en rame, toutes les
parties tuméfiées. Ce moyen suffit pour maintenir
dans ses limites l'inflammation qui menaçait de devenir
gangréneuse ; et, la menstruation étant survenue le 7,
l'érysipèle décrut avec régularité ; la malade put sortir
le 15, quoique ayant encore des croûtes sur la figure.

LXX. Le 19 Septembre 1837, Mlle Lucie Chamayou éprouva de la céphalalgie, et sa narine droite
se tuméfia. Le lendemain, la tuméfaction, accompagnée de rougeur, envahit la joue droite, et je
fus appelé le 21 au soir. L'érysipèle s'étendait vers
le cuir chevelu, et était compliqué d'embarras gastrique ; le pouls était d'ailleurs petit, quoique fébrile par sa fréquence. Je prescrivis 5 centigr. de
tartre stibié mêlés à 1 gram. d'ipécacuanha en poudre,
le tout divisé en trois paquets qui, administrés à
dix minutes d'intervalle l'un de l'autre, produisirent des vomissements abondants et faciles.

Le 23, l'érysipèle passa de la joue droite à la
gauche, et il parcourut sa marche avec régularité.
Seulement la langue devint brune, comme dans les
précédentes maladies de cette personne, et l'abdomen
douloureux ; la malade éprouva souvent des crampes
aux mollets, et passa ses nuits sans dormir. A l'aide
du sirop de sulfate de morphine (3 cuillerées à café
dans la nuit), je calmai les crampes, mais n'obtins
pas de sommeil. Des cataplasmes émollients furent

appliqués sur le ventre , et celui-ci cessa d'être douloureux , soit par l'effet de cette application , soit
par suite d'une évacuation alvine , que le cataplasme
put d'ailleurs favoriser , soit enfin par l'apparition
du flux menstruel qui eut lieu le 26. Quand il eut
tout-à-fait cessé , l'inappétence se continuant , je
prescrivis la potion purgative de feu mon oncle , qui
purgea abondamment la malade , quoique en une
seule fois. La langue perdit un peu de sa teinte brune,
et la malade put prendre quelques potages , ainsi
qu'un peu de confiture. Mais cette amélioration dans
les fonctions digestives ne se continuant pas , j'administrai, quelque temps après , l'infusion avec l'écorce
d'orange amère (8 gram.), l'ipécacuanha concassé
(60 centigr.) , une tête de pavot , le tout bouilli
et infusé dans 150 gram. d'eau. Prise par cuillerées
à bouche , le matin à jeun , cette infusion releva
le ton de l'estomac ; et , le 12 Octobre, la malade
était parfaitement guérie.

LXXI. Appelé, le 20 Octobre 1840 , auprès de
Théodore Vialla, domestique à la campagne de M. De
Boussairolles , je trouvai ce jeune homme , âgé de
24 ans , d'une forte constitution et d'un tempérament
bilioso-sanguin, ayant les paupières tellement tuméfiées et rouges , que le globe de l'œil ne put pas être
exploré sans beaucoup de difficulté. Il résulta de
mon exploration que la conjonctive oculaire était

fort rouge. Le pouls était plein et développé, la langue dans son état normal, quoiqu'il y eût de l'inappétence. Le malade avait éprouvé un frisson général deux ou trois jours auparavant ; mais la rougeur du globe oculaire était antérieure à ce frisson. Je pratiquai au bras droit une saignée de 300 gram., et prescrivis un pédiluve très-chaud, à prendre peu de temps après.

Le 21, la langue étant devenue saburrale, j'administrai 1 gram. d'ipécacuanha en poudre fine, avec addition de 25 milligr. de tartre stibié, le tout divisé en trois paquets qui, donnés de dix en dix minutes, déterminèrent d'abondantes évacuations par haut et par bas.

Le 22, la fièvre était à peu près nulle, et la langue était dépouillée de son état saburral ; mais, malgré cela, l'état érysipélateux des paupières et des deux régions malaires persistait ; il y avait même menace de tumeur lacrymale à l'angle interne de l'œil droit. Je me hâtai de faire couvrir d'onguent napolitain toutes les parties tuméfiées, et j'obtins en deux jours la résolution de l'engorgement palpébral ; mais la tuméfaction indiquée sous l'angle interne de l'œil droit ne diminuait pas ; et je fus obligé, le 25, la tumeur présentant un pertuis, d'engager un stylet et un bistouri à lame étroite. Cela fait, et des aliments étant donnés au malade d'une manière progressive, Vialla put reprendre ses travaux, le 11 Novembre, sa petite

9

plaie de l'angle interne de l'œil droit étant parfaitement cicatrisée.

LXXII. Le 17 Mars 1844, je fus appelé chez
Mlle Fanchette Briandais, âgée de 56 ans, d'une
assez forte constitution, d'un tempérament bilioso-
sanguin, et dont la santé n'avait jamais été dérangée
jusqu'alors que par ce qu'on appelle des maux d'estomac. Cette fois, elle éprouvait une douleur cuisante
avec prurit extrême au gros orteil du pied gauche;
il y avait même tuméfaction et rougeur; la malade
éprouvait de la céphalalgie et de l'inappétence ; la
langue était blanche dans toute sa face dorsale, mais
elle n'était pas couverte de cet enduit épais et visqueux qui dénote l'existence des saburres. Je ne
prescrivis que l'abstinence de tout aliment solide, et
l'usage de boissons semi-aromatiques et émollientes,
en outre du repos au lit et d'un peu de coton cardé
pour envelopper le gros orteil.

Le 20, l'enduit épais, visqueux et jaunâtre de la
langue fut bien prononcé : dès lors, je prescrivis
5 centigr. de tartre stibié, joints à 1 gram. d'ipécacuanha en poudre, le tout divisé en trois doses, qui,
prises à dix minutes d'intervalle l'une de l'autre, ne
produisirent que peu de vomissements et une selle
non diarrhéique.

Après avoir repris l'usage des tisanes sus-indiquées,
et l'état de la malade restant le même, je prescrivis,

le 23, 30 centigr. de tartre stibié dans 120 gram.
d'infusion de feuilles d'oranger, avec addition de
30 gram. du sirop d'ipécacuanha majeur. Cette fois,
j'obtins non-seulement des vomissements, mais encore une selle diarrhéique et glaireuse des plus abondantes; et, la malade éprouvant moins de céphalalgie, fut moins abattue que les jours précédents.
Cependant cette amélioration ne fit pas de grands progrès; et, la langue restant sale, la malade continuant
à éprouver des nausées, je la purgeai, le 26, avec
30 gram. de crème de tartre soluble dans quatre verres
d'eau. Peu de jours après, la langue se dépouilla complètement, l'appétit revint; et, le 31, dimanche des
Rameaux, Mlle Fanchette B..... put aller à la messe.

Depuis cette époque, Mlle Fanchette B..... n'a rien
éprouvé, dans aucune de ses articulations, qui puisse
faire croire que la maladie dont elle fut atteinte alors
fût autre chose qu'un érysipèle.

LXXIII. Dans la nuit du 6 au 7 Janvier 1850,
Mlle Fanchette Briandais fut prise de violents maux
de tête avec envies de vomir. Elle attribua cette indisposition à des macaronis mangés la veille; et,
quoi qu'il en soit, je lui trouvai, le lendemain matin,
la langue entièrement couverte d'un enduit blanchâtre
très-épais. Le pouls étant peu développé, je prescrivis 12 décigram. d'ipécacuanha, qui, divisés en
trois doses, et donnés à dix minutes d'intervalle

l'un de l'autre, firent vomir abondamment la malade.
Immédiatement après survint une tuméfaction rouge
et luisante qui, de la joue droite, passa successivement et en plusieurs jours au front et à la joue
gauche. Le pouls s'éleva, la peau devint halitueuse,
les urines rouges et troubles ; et, ayant fait envelopper la figure avec du coton cardé, je n'eus plus
qu'à diriger le régime qui se réduisit à des bouillons
maigres et à des tisanes émollientes, jusqu'à ce que
j'eusse purgé la malade, le quatorzième jour, après
quoi elle fut parfaitement guérie.

LXXIV. Mme veuve Méjean, éprouvant une lassitude générale depuis plusieurs jours, avec céphalalgie, son fils me manda auprès d'elle, le 13 Avril
1847 : je lui trouvai le pouls on ne peut plus dur,
et lui pratiquai immédiatement une saignée de 250
gram. au bras droit. Recueilli dans un verre, le
sang présenta à sa surface une couenne inflammatoire
très-épaisse.

Le 15 au matin, la malade ayant été soumise, dès
ma première visite, au repos au lit et à la diète, son
nez et ses joues furent tuméfiés, rouges et luisants.
Le pouls étant encore très-dur, je pratiquai une
seconde saignée du bras, et obtins encore la couenne
inflammatoire aussi prononcée que le premier jour.

Le 16, les urines devinrent un peu troubles,
quoique non foncées en couleur, et il y eut de la

moiteur. Aussi je ne répétai pas la saignée, quoique le pouls continuât à être fort dur.

Le 17, cette dureté fut si prononcée, que je pratiquai une troisième saignée, sur laquelle ne se manifesta pas la couenne inflammatoire.

Le 18, le nez et la joue droite étaient moins tuméfiés, moins rouges et moins luisants.

Le 20, les urines ne déposèrent plus; la langue devint sale.

Le 23, l'érysipèle ayant tout-à-fait disparu, et la saleté de la langue persistant, je purgeai la malade, qui fut parfaitement guérie peu de jours après.

LXXV. Le 3 Janvier 1850, Lauzier, jardinier, âgé de 47 ans, se leva pour aller travailler, comme à l'ordinaire; mais il rentra bientôt et se coucha, tant il souffrait de la tête. Sa femme s'aperçut qu'il avait le nez fortement tuméfié et tout rouge. Cette tuméfaction et cette rougeur se propagèrent au milieu de la face, qui représenta bientôt un masque de phlyctènes; et, plus tard, par la dessication de celles-ci, une large croûte.

La langue se couvrit peu à peu d'un enduit blanchâtre; il y eut inappétence, lassitude générale dans les membres, élévation et fréquence du pouls. Le repos au lit et la diète suffirent pour guérir cet érysipèle, dans la marche duquel les symptômes généraux ne furent que secondaires, quoique la maladie parût avoir été spontanée.

LXXVI. Mme De Langlade vint me consulter, le 6 Avril 1850, pour une tuméfaction du lobule de l'oreille et de la région parotidienne gauches. La rougeur luisante de ces parties me fit engager Mme De L... à aller se coucher, et à couvrir les parties dont elle se plaignait avec du coton en rame. Étant allé la voir, le lendemain matin, je trouvai la tuméfaction, rouge et luisante, étendue à tout le côté gauche de la face, sur lequel parurent, à son centre, le troisième jour, de nombreuses phlyctènes. La langue fut peu saburrale, le pouls peu fébrile; les urines restèrent limpides; mais il y avait une anxiété générale que je crus devoir calmer avec une potion composée d'eaux distillées de cerises noires et de laitue (32 gram. de chaque) avec addition d'un décigr. de cyanure de potassium, et 30 gram. de sirop. L'érysipèle monta au front, et gagna la joue droite. Le 16, tout étant terminé, mais la langue restant saburrale, la malade fut purgée, et je la trouvai dans les rues, le 24, la desquammation n'étant pas encore achevée, à la joue droite.

LXXVII. Sophie, domestique de M. H. G..., âgée de 22 ans, d'une très-forte constitution et d'un tempérament sanguin, accusa, le 17 Juin 1851, une douleur aiguë sous le sein droit, et se mit au lit. Je la trouvai dans un abattement extrême, sans fièvre pourtant. La malade se trouvant à l'époque de la menstruation, et celle-ci ayant son cours régulier, je me contentai de faire appliquer une brique chaude enveloppée de linges, sur le côté, et de l'infusion de violettes pour tisane.

Le 19, la douleur sous-mammaire ayant cessé, le haut du front se tuméfia considérablement, et les deux joues devinrent successivement le siége d'une pareille tuméfaction rouge et luisante. La langue se couvrit, dès le lendemain, d'un enduit saburral si épais, que je dus prescrire, le 21, un gram. d'ipécacuanha en trois doses. J'obtins ainsi des vomissements de matières verdâtres, et une sueur copieuse de tout le corps. La malade se sentit mieux immédiatement après ; elle était tout-à-fait sans fièvre, le 23, et je n'eus plus qu'à prescrire, le 26, un léger purgatif pour finir de combattre l'état saburral.

LXXVIII. M. Ribes, âgé de 73 ans, d'une haute taille, d'une forte constitution et d'un tempérament très-sanguin, ayant l'habitude de ne faire à peu près qu'un repas dans la journée, et le faisant le soir, fut pris d'indigestion, et vomit quelques gorgées dans la nuit du 21 au 22 Octobre 1850. Il fut agité le reste de la nuit ; et, le lendemain, je lui trouvai la parole un peu embarrassée, quoique la langue ne fût déviée ni à droite ni à gauche. Le pouls était élevé, large et dur ; de plus, il y avait, dans son rhythme, des temps de repos ; le malade, ordinairement très-actif malgré son grand âge, avait dans le lit une position qui indiquait l'affaissement, et qui même me détourna de la saignée générale. Je me contentai de prescrire 10 sangsues à la marge de l'anus, et 2 pilules d'Anderson immédiatement après.

Le 23, l'embarras que j'avais remarqué, la veille, dans la parole, avait cessé, et une rougeur érysipélateuse parut à la jambe gauche. Je fis envelopper celle-ci de coton cardé ; et, le 24, la langue étant toute saburrale, je prescrivis 1 gram. d'ipécacuanha en poudre fine, divisé en trois paquets qui, donnés à un quart d'heure de distance l'un de l'autre, purgèrent abondamment le malade. Il put sortir le 4 Novembre.

LXXIX. Azéma, ancien tondeur, âgé de 68 ans, d'une taille avantageuse, d'une forte constitution et d'un tempérament très-sanguin, ayant déjà été pris, il y a huit ans, d'une fièvre cérébrale qui avait rendu ses jambes roides et paresseuses, me fit appeler, le 23 Décembre 1850, pour une violente céphalalgie, avec inappétence. Sa face, ordinairement rouge, l'était encore davantage ce jour-là ; son pouls était vibrant. Il lui répugnait beaucoup de se voir pratiquer une saignée, et je fus obligé de ne lui prescrire que des sangsues (au nombre de 20) à la marge de l'anus ; et, immédiatement après la chute des sangsues, je fis administrer 32 gram. de sulfate de soude. La céphalalgie cessa et l'appétit revint ; mais, le 28, une petite cicatrice qu'a le malade, sur le tibia droit, prit une teinte violacée et se rouvrit. Le 29, la jambe se tuméfia et devint rouge, luisante dans toute son étendue. Je prescrivis de l'onguent napolitain, dont on couvrit toute la jambe.

Le 30, après un demi-lavement que j'avais prescrit, Azéma rendit un long fragment de tænia, et je lui prescrivis 64 gram. d'écorce de racine de grenadier fraîche, que l'on fit d'abord macérer dans trois verres d'eau, et puis bouillir jusqu'à réduction d'un tiers. Ce médicament ne put être donné que le 2 Janvier 1851 ; mais à peine fut-il ingéré dans l'estomac, qu'il y eut expulsion d'un autre fragment de *tænia lata*.

A dater de ce jour, je n'ai plus eu qu'à exercer une compression méthodique sur la jambe où s'était manifesté l'érysipèle ; et Azéma est rentré dans sa santé habituelle.

LXXX. La veuve Fauquier, ma nourrice, âgée de 86 ans, ayant toujours joui d'une très-bonne santé, et étant encore fort active, fut prise, dans la soirée du 17 Octobre 1851, de prostration et de coma qui firent croire à une attaque d'apoplexie.

On vint me chercher en toute hâte, et je ne fus pas éloigné de cette idée, en tenant compte surtout de la respiration hâtive et stertoreuse. Cependant il n'y avait paralysie d'aucun muscle moteur. Il n'y avait donc pas d'épanchement dans la substance cérébrale, mais il s'y faisait un travail fluxionnaire. Le pouls n'était ni assez dur, ni assez plein pour employer la saignée, et l'examen attentif de la malade ne permettait pas d'espérer qu'il se relevât après une petite émission sanguine, comme cela a lieu quand il est seulement déprimé. Je ne crus même pas devoir faire appliquer les sangsues vers la base du crâne, et me contentai de faire mettre des cataplasmes de farine de lin, saupoudrés avec un peu de moutarde, aux pieds, aux mollets et aux cuisses successivement. D'ailleurs, le grand âge de cette bonne femme me faisait craindre une issue fâcheuse. Aussi, quelle ne fut pas ma surprise de la voir, le lendemain, hors de son lit, et pleine de gaîté! Mais, le soir de ce second jour, l'accablement de la veille se reproduisit et céda au même topique.

Le 19, cherchant à me rendre compte d'un état aussi grave, reproduit à deux jours d'intervalle, et la fille de la malade m'ayant assuré que celle-ci n'avait pas accusé de frissons, je lui fis ouvrir la bouche, et trouvai la langue couverte d'un enduit épais des plus grisâtres que j'aie jamais vus. Il y avait d'ailleurs inappétence depuis quelques semaines. Je

prescrivis donc 12 décigram. d'ipécacuanha, à prendre en trois doses, qui devaient être données à dix
minutes d'intervalle l'une de l'autre, mais qui, par
malentendu, ne furent données qu'à deux heures
d'intervalle. Il en résulta que la malade ne vomit pas,
et qu'elle fut seulement purgée ; mais, certes, elle le
fut abondamment, et la face de la malade prit, de
ce jour-là même, tous les caractères d'un érysipèle
qui fut à son apogée le quatrième jour, c'est-à-dire
le 20. La langue étant encore toute sale ce jour-là,
je réitérai ma prescription de l'ipécacuanha, en y
ajoutant 5 centigr. de tartre stibié ; et ce mélange
produisit des vomissements glaireux, abondants,
ainsi que des selles fétides, copieuses. L'érysipèle
poursuivit sa marche régulière, la langue se dépouilla
peu à peu, et la guérison fut complète le 28. Malgré
les rigueurs de l'hiver, qui a été précoce cette
année, la veuve Fauquier continue à jouir d'une
bonne santé.

LXXXI. Pendant que je soignais la veuve Fauquier, dont on vient de lire l'observation, je
fus prié par M. Coulon, maître de danse et gendre
de la malade, de voir, le 20 Octobre, un de ses
fils, âgé de 12 ans, qui éprouvait de très-vives
douleurs à la tête, avec vomissements. La langue
du jeune malade était nette, et ses vomissements

n'étaient que sympathiques de la céphalalgie ; le pouls était accéléré, la peau très-chaude.

Le 21, les douleurs de tête augmentèrent, et le malade fut fort assoupi. Je lui fis appliquer, comme à sa grand'mère, des cataplasmes très-chauds de farine de lin, qui le sortirent un peu de l'assoupissement ; mais il y eut du délire pendant la nuit.

Enfin, le 22, il parut au haut du front une tuméfaction qui s'étendait à une grande partie du cuir chevelu, en haut et sur les côtés. Cette tuméfaction érysipélateuse s'étendit ensuite vers la tempe droite, et puis vers la gauche, gagna même derrière l'oreille de ce côté.

Des délayants et la chaleur du lit furent les seuls moyens thérapeutiques employés. Le malade était parfaitement guéri le 5 Novembre.

Érysipèle phlegmoneux.

LXXXII. Le 25 Mai 1836, consulté par la veuve Maglory, âgée de 51 ans, éprouvant une vive démangeaison avec chaleur et rougeur autour d'un cautère qu'elle avait à la jambe gauche, je crus d'abord à une éruption herpétique, et prescrivis des fomentations avec la décoction de tige de douce-amère. Mais la rougeur s'étendit vers le mollet, où survinrent des ecchymoses ; et, la fille de la malade étant venue me chercher de nouveau, je constatai l'empâtement et la crépitation qui caractérisent l'érysipèle phlegmoneux. Je me hâtai de faire appliquer, sur toute la partie tuméfiée, un large vésicatoire qui agit comme par enchantement. En effet, la guérison eut lieu au bout de peu de jours, et la veuve Maglory, que je vois souvent dans les rues, jouit d'une bonne santé.

2me SECTION. — *NÉVROSES*.

LXXXIII. Granier, fils d'un portefaix, logé à côté de chez moi, étant allé, le 14 Juillet 1839, aux Cabanes, et s'étant baigné à la mer en plein jour, au moment où le soleil est le plus intense, ayant en outre fait, ce jour-là, meilleure chère que de coutume, fut, dans la nuit, pris de délire et d'hallucinations qui l'amenèrent à descendre dans la rue, un chandelier à la main. Il fut reconduit chez lui par des voisins, et mis au lit ; mais il ne cessa pas de parler et de s'agiter. On le crut fou, et l'on vint me chercher dès le matin. La fréquence et la plénitude de son pouls, la chaleur de sa peau, indiquaient bien la saignée générale ; mais la pâleur du sujet, qui d'ailleurs n'était âgé que de 11 ans, et dont la constitution était délicate, me déterminèrent à ne prescrire que des sangsues aux malléoles. Le soir du même jour, aucun amendement n'étant encore survenu, je prescrivis un lavement purgatif avec 4 gram. de follicules de séné.

Le lendemain, je fis plonger Granier dans un bain à température agréable ; et, remis dans son lit, il y dormit tranquillement pendant plusieurs heures.

Ce succès m'encouragea à continuer l'emploi des bains domestiques, qui, joints à 4 gram. d'extrait de quina, donnés chaque jour dans une tasse de lait, à cause de la faiblesse déjà signalée de la constitution du sujet, opérèrent la guérison avant la fin du mois.

LXXXIV. Mlle Irma Azéma, d'un tempérament lymphatique, eut, dans son enfance, le teint habituellement pâle, et les pupilles souvent dilatées avec exagération. Elle me fut souvent présentée par sa mère, à l'époque surtout où la menstruation eut à s'établir. Je lui prescrivis les préparations d'or et les bains de mer, à des époques différentes. Enfin, elle parvint à sa dix-huitième année dans des conditions constitutionnelles assez bonnes, et elle devint même une belle personne, bien plantée, bien fournie en chair, et d'une physionomie agréable. Mais, le 20 Octobre 1839, elle s'évanouit sans cause connue ; et, revenue de cet évanouissement, elle sentit son bras droit engourdi, les doigts de ce côté étant fortement fléchis dans la paume de la main. A deux reprises différentes, dans le même jour, des mouvements convulsifs agitèrent ce bras, et la flexion des doigts se reproduisit. Appelé auprès de la malade, je trouvai les pupilles très-dilatées, et la langue pointillée de blanc. Je prescrivis 32 gram. d'huile de ricin, qui, pris le lendemain matin, purgèrent abondamment ; mais la névrose ne s'en reproduisit pas moins deux fois, ce jour-là même.

Ayant questionné avec soin Mlle Irma, j'appris que le point de départ du malaise général par suite duquel elle s'évanouissait, était le creux épigastrique, et qu'ensuite il survenait de la céphalalgie ; que la douleur du bras avait son point de départ dans le coude, et que les parties supérieures à cette région restaient étrangères à l'agitation convulsive.

Quelques demi-lavements, pris les jours suivants, entretinrent la liberté du ventre, et la névrose se dissipa complètement.

Le 26 Juin 1840, Mlle Irma fut trouvée dans son lit, sans connaissance, les yeux ouverts mais fixes, les membres roidis. Cet état, d'où elle sortit bientôt, lui avait été annoncé par une espèce de rétraction dans les doigts de la main gauche, et elle s'était hâtée de se jeter sur son lit, d'où elle venait à peine de sortir.

Consulté, par la mère de Mlle Irma, sur la question de savoir si le mariage était propre à faire cesser cette habitude morbide, qui s'était plusieurs fois reproduite depuis le 26 Juin 1840, je répondis que telle n'était pas mon opinion. Malgré cela, la jeune personne fut mariée hors de Montpellier, et eut quelques accès plus ou moins semblables à ceux déjà décrits. Cette persévérance de l'état morbide détermina la jeune femme à venir faire ses couches auprès de sa mère, afin de recevoir mes soins ; et, en effet, quelques jours après son accouchement, fort heureux d'ailleurs, elle eut des mouvements convulsifs comme elle en avait eu autrefois. Je fis mettre l'enfant en nourrice ; et, malgré cette précaution de ne pas lui laisser sucer le lait de sa mère, l'enfant mourut, en Octobre 1842, en proie à des convulsions. Peu de jours après, la mère fut prise d'accès très-intenses, et je demandai une consultation avec M. le Professeur Golfin. Nous mîmes la malade à l'usage de la valériane en pilules et en lavements ; mais ce moyen thérapeutique ne fut pas continué aussi long-temps que je l'aurais voulu. Devenue enceinte pour la seconde fois, la jeune femme avorta, le 14 Juin 1843, sans avoir aucun accès à cette occasion ; mais, dans les premiers jours d'Août, elle eut des accès épileptiformes très-prononcés, qu'elle attribua à une sensation pénible.

Nous étant de nouveau réunis, M. le Prof^r Golfin et moi, nous ajoutâmes à la valériane, déjà précédemment employée, l'extrait aqueux de noix vomique et le camphre, formulant ainsi la prescription.

Prenez : Extrait aqueux de noix vomique. 30 centig.

      Camphre en poudre.......... 1 gr. 50 c.

      Valériane en poudre......... 3 gram.

diviser le tout en 30 pilules.

La malade commença, le 14 Août, l'usage de ces pilules en en prenant une le matin et une le soir. Au bout de quelques jours, elle en prit trois, puis quatre ; et, le 8 Septembre, je portai la dose de l'extrait de noix vomique à 2 centigr. La malade parut se bien trouver de l'emploi de ces pilules, et elle n'eut, en effet, aucun ressentiment de son état morbide jusqu'au 21 Mai 1844. Ce jour-là, elle eut plusieurs fois des mouvements convulsifs ; et quand je fus appelé, le lendemain, je trouvai le pouls plein, la face animée, et la malade se plaignait de céphalalgie. Les paupières de l'œil droit étaient moins ouvertes que celles de l'œil gauche ; le bras droit, par lequel avaient commencé les mouvements convulsifs, était endolori. Mme G... me dit être enceinte de trois ou quatre mois, et son mari m'assura que l'abdomen, peu saillant d'ailleurs, avait été le siége de mouvements convulsifs aussi prononcés que fréquents. Sans m'arrêter à savoir si réellement tout ce que je viens de rapporter était dû à de l'humidité négligemment endurée par la malade, ainsi qu'elle me le disait, je pratiquai au bras gauche une saignée de 250 gram. environ, et prescrivis une potion dans laquelle les eaux de valériane, de mélisse, de laitue, de cerises noires, ainsi que le sirop de menthe, entraient à la dose de 30 gram. chaque. Je soumis de nouveau la malade à l'usage des pilules avec l'extrait alcoolique de noix vomique, le camphre et la valériane.

Dans le milieu de Juin, il y eut, plusieurs fois, imminence d'accès convulsifs ; mais je les fis toujours avorter en impressionnant fortement le moral de la malade, et lui assurant que quelques gouttes d'éther avalées sur un morceau de sucre, ainsi que des frictions opiacées sur le lieu même où elle sentait le fourmillement, étaient des moyens infaillibles.

Depuis cette époque, Mme G... n'a plus rien éprouvé, si ce n'est le 6 Mars 1846, jour où, obligée d'aller au Palais de justice, elle put, avec juste raison, attribuer à l'émotion la douleur cubitale et la flexion des doigts. Elle se hâta de rentrer, et me fit appeler : je lui prescrivis la potion antispasmodique déjà formulée, et les mouvements convulsifs ne se reproduisirent pas.

Mme G.... jouit aujourd'hui d'une très-bonne santé, malgré quelques chagrins domestiques qui certes auraient pu devenir causes déterminantes de la réapparition de sa névrose, si celle-ci n'était pas radicalement guérie.

LXXXV. Je fus consulté, le 15 Septembre 1839, pour Mlle Anaïs Azéma, âgée de 16 ans, sœur de Mme G.... Sa pâleur était extrême, et elle éprouvait depuis quelque temps des coliques assez violentes. A cette teinte chlorotique de la peau se joignait une pâleur de la langue qui la rendait presque translucide; le ventre était volumineux et tendu, peu libre; le pouls petit et serré. Il n'y avait encore eu aucun indice de menstruation ; il n'y avait pas non plus de leucorrhée ; les urines étaient quelquefois lactescentes. Mme A..... me dit que sa fille avait eu le tic de manger de la terre.

Favoriser la menstruation me parut ici la chose importante; et, vu le tempérament lymphatique de la jeune personne, je ne trouvai rien de mieux à lui prescrire que l'oxide d'or, à l'aide duquel j'ai vu feu mon oncle obtenir des succès vraiment éclatants en des cas pareils. Je prescrivis donc 5 centigr. de cet oxide, et les fis diviser dans 14 petites pastilles de chocolat pesant chacune 20 centigr.; la jeune malade dut prendre chaque jour à jeun une de ces pastilles.

Mais, le 19, je fus appelé auprès de Mlle Anaïs, parce que ses coliques, qui étaient plus fortes que de coutume, lui arrachaient des cris perçants, et la portaient à des contorsions convulsives. Un purgatif ne pouvant que favoriser l'irruption menstruelle, et étant, en outre, indiqué par la constipation de la jeune malade, je prescrivis 32 gram. d'huile de ricin, espérant que celle-ci expulserait quelques lombrics ou quelque ascaride, cause possible des coliques et des mouvements convulsifs. Il n'en fut pour-

tant rien , et les déjections alvines furent peu copieuses.

L'état de la malade restant le même , je prescrivis,
le 21 , de l'eau glacée en boisson , et en assez grande
quantité, qui calma d'une manière notable l'état nerveux de la malade.

Le 23 , cet état nerveux s'étant manifesté de nouveau , je joignis à l'emploi intérieur de l'eau glacée
un bain de corps tiède , et un demi-lavement laxatif.

Le 24 , les mouvements convulsifs se reproduisant
encore de temps à autre , je prescrivis en frictions
sur le ventre un liniment composé avec 30 gram.
de baume de Fioraventi, autant d'huile de noix ,
autant d'alcool camphré , plus 4 gram. d'ammoniaque liquide , et enfin trois gousses d'ail pilées.
Immédiatement après la friction , qui fut faite à 9
heures du soir , je fis couvrir le ventre d'un cataplasme de farine de lin. La nuit suivante fut bonne ;
mais, à son réveil, le matin , Mlle Anaïs éprouva,
dans le haut du flanc droit, une très-forte douleur ;
et , un demi-lavement ayant été donné avec de la
décoction de feuilles de poirée , la malade poussa ,
dans la journée , deux selles abondantes et fétides ,
dont la première était pelotonnée, et la seconde diarrhéique.

A dater de ce moment , il n'y eut plus de mouvement convulsif.

Le 25 , les pupilles étant un peu plus dilatées que

de coutume, l'haleine de la jeune malade étant acide, je prescrivis 1 décigr. d'aloès , autant de myrrhe et de safran , le tout pour être mis dans une première cuillerée de soupe. Cette poudre ayant été constamment prise, sans discontinuer la pastille aurifère du matin , la pâleur de la jeune malade diminua , sa langue cessa d'être pâle et comme transparente, son appétit se ranima , ses selles furent louables, et son sommeil fut bon. Le 22 Octobre , la malade était parfaitement bien. Depuis lors , elle s'est mariée, et est mère de plusieurs enfants.

LXXXVI. Le 22 Mai 1844, à 11 heures du matin , je fus appelé en toute hâte au Port-Juvénal, pour donner mes soins à l'enfant d'un patron de barque, lequel enfant, âgé de 30 mois, me dit-on, venait d'avoir, pour la première fois , des convulsions épileptiformes qui l'avaient surpris au milieu de la meilleure santé. La mère m'ayant dit que chaque quinze jours environ elle administrait à son fils un contre-ver, je prescrivis 15 gram. d'huile de ricin mêlée à pareille quantité d'huile d'amandes douces, d'eaux distillées de mélisse , d'armoises et de fleurs d'oranger, avec addition de sirop de menthe. Cette potion fut donnée par cuillerées ; elle purgea abondamment ; et, le lendemain matin, l'enfant était très-bien portant.

LXXXVII. Le 28 Juillet 1844 , étant à Balaruc-les-Bains, je fus appelé, à 11 heures du soir, auprès de Cyprien Donat, jeune homme de 23 ans, fort et vigoureux, d'un tempérament sanguin. Il avait des mouvements convulsifs tellement désordonnés, que de nombreux camarades, forts aussi, avaient de la peine à le contenir. Je le trouvai dans sa cuisine, les pieds nus, au milieu de ses matières vomies; il était en corps de chemise, et avait les extrémités froides.

Ce jeune homme, ordinairement fort rangé, avait, ce jour-là, après son souper, porté plusieurs sacs de blé; et, pour le délasser, on lui avait fait boire du vin blanc. Puis, rencontrant des camarades, il avait bu avec eux de l'absinthe, du café et de la liqueur. Surpris par tous ces mélanges, il eut les accès convulsifs dont j'ai parlé, et qui étaient séparés les uns des autres par des intervalles dans lesquels Donat appelait tous ses camarades, leur disant qu'il allait les quitter pour toujours, et voulant les embrasser pour la dernière fois. Ses parents et ses amis l'ayant laissé exposé à l'air libre, qu'ils lui croyaient salutaire, et l'ayant presque déshabillé, Donat s'était refroidi comme je l'ai indiqué.

Je le fis mettre au lit, et je fus même obligé de lui faire appliquer aux pieds des cataplasmes très-chauds de farine de lin, sur lesquels on ajouta un peu de farine de moutarde. Le 29, après un sommeil de huit heures, la tête restant lourde, je trouvai dans l'état du pouls, qui, la veille, avait été très-concentré, et qui en ce moment était bondissant, l'indication d'une saignée que je pratiquai immédiatement au bras gauche. Le 30, je me proposais de purger le malade, mais il avait déjà repris ses occupations ordinaires.

LXXXVIII. Dans la nuit du 7 au 8 Mars 1845, Pierre Mathieu, maréchal-ferrant, me fit appeler pour un de ses enfants, âgé de 32 mois, qui venait d'être pris de mouvements convulsifs après avoir vomi des châtaignes et du vin dont on lui avait probablement laissé trop prendre la veille. Je lui fis appliquer un cataplasme de farine de lin sur le ventre, et des cataplasmes sinapisés au gras des jambes ; je formulai une potion avec l'eau de menthe , l'eau de fleurs d'oranger et le sirop de chicorée, par parties égales. Deux nouvelles convulsions étant survenues dans la matinée, je fis administrer un lavement avec une décoction de follicules de séné ; et, l'enfant ayant eu des évacuations alvines très-abondantes, fut tout-à-fait rendu à sa gaîté ordinaire, et il recouvra une santé parfaite.

LXXXIX. Le 9 Octobre 1849, Antoine Vallat, loueur de voitures, me fit appeler pour son enfant, âgé de 3 ans, qui venait d'être pris de mouvements convulsifs, après avoir vomi son dernier repas. Le père raconta que, quelques jours auparavant, son enfant avait fait une chute. L'état convulsif ayant cessé quand je fus auprès de l'enfant, je ne prescrivis qu'un cataplasme de farine de lin sur le ventre ; mais, rappelé le soir, au moment où les mouvements convulsifs venaient de se reproduire, je constatai les yeux fixes et immobiles, ne distinguant par les objets, la face rouge. Je prescrivis 2 sangsues derrière chaque apophyse mastoïde, et 32 grammes de sirop d'ipécacuanha à donner par cuillerées, d'heure en heure, sans discontinuer le cataplasme sur le ventre.

Le 10, après midi, l'enfant était tout-à-fait bien.

XC. Le 17 Septembre 1850, Mme Nègre me fit appeler pour son nourrisson, âgé de 13 mois, et ayant la coqueluche depuis long-temps ; mais c'est seulement parce qu'il venait d'être pris de convulsions que l'on m'envoya chercher. Le pouls était très-fréquent, la peau très-pâle, et la température du corps déjà refroidie. Je prévins donc Mme Nègre du peu d'espoir que j'avais pour son enfant, et prescrivis des frictions sur tout le corps, y compris la tête, avec de l'onguent napolitain ; je fis prendre 20 centigr. de calomel dans un peu de tisane miellée, et fis appliquer un vésicatoire à la nuque. Ces moyens parurent bien produire de bons effets, car les convulsions furent moins fréquentes, et l'enfant prit le sein de sa mère mieux qu'il ne le faisait quand je fus appelé ; mais le collapsus qui séparait les convulsions l'une de l'autre persista, et je fis appliquer, le lendemain, une mouche de Milan au bras droit, le gauche en ayant déjà une. Le soir, je prescrivis des sinapismes aux pieds ; et, le 20 au matin, le petit malade mourut.

XCI. Le 26 Juin 1851, Éliza Vergez, âgée de 5 ans, effrayée à la vue d'un gros chien qui s'était approché d'elle, eut à peine la force de courir vers sa mère, et demanda à se coucher. Elle fut presque aussitôt prise de mouvements convulsifs, et je la trouvai, les avant-bras fortement fléchis sur les bras, et les jambes fortement fléchies sur les cuisses. Je prescrivis 32 gram. d'eau de fleurs d'oranger, autant d'eau de menthe, et pareille quantité de sirop de nymphæa, le tout devant être bien mêlé et administré par cuillerées à bouche, à une demi-heure d'intervalle l'une de l'autre. Cette potion n'était pas entièrement avalée que les membres fléchis anormalement revinrent dans l'extension ; mais l'enfant ayant voulu se lever, la mère fut fort effrayée de constater une paralysie de tout le côté droit. Je fus appelé de nouveau, et prescrivis, pour le lendemain matin, 20 centigr. de mercure doux avec semblable quantité de jalap dans une pastille de chocolat. L'enfant fut abondamment purgée, et l'hémiplégie disparut comme par enchantement. J'ai, depuis lors, maintes fois vu jouer cette enfant dans la rue, et tous ses membres ont la même vigueur.

XCII. Le 16 Juillet 1851, je fus appelé en toute hâte auprès de Charlotte Sabatier, âgée de 5 ans, que l'on me disait vomir du sang. Rendu auprès d'elle immédiatement, je vis, en effet, sa bouche tout ensanglantée ; mais l'enfant était dans un état convulsif extrême, sans connaissance aucune ; et c'est par le désordre des mouvements des mâchoires, que la langue, étant mordue, avait fourni assez de sang pour effrayer les assistants. Je ne m'occupai donc que des convulsions qui étaient vives et incessantes. En effet, les globes oculaires, relevés le plus souvent vers l'arcade sourcilière, se mouvaient rapidement et sans rhythme, de droite à gauche et réciproquement; les bras et avant-bras passaient confusément de la flexion à l'extension, et de la pronation à la supination ; ils se roidissaient dans ces diverses positions, soit en totalité, soit partiellement ; les doigts des mains restaient quelquefois fortement fléchis. La face était rouge et animée ; l'enfant ne paraissait entendre aucune des questions que lui adressaient ses parents; les extrémités inférieures ne participaient pas à l'état convulsif.

C'était donc l'encéphale qui était le point de départ de la névrose : il était évidemment congestionné ;

mais l'était-il primitivement, ou bien par suite d'un état saburral de l'estomac? Cette dernière supposition était admissible ; car, l'avant-veille, la nourrice de Charlotte était venue la chercher, et l'avait fêtée. C'était le 14, jour de dimanche : le lundi, 15, l'enfant n'eut pas d'appétit ; sa langue fut sale ; il y eut de la diarrhée.

Quoi qu'il en soit de l'influence de l'estomac sur le cerveau dans ce cas, il était irrationnel de s'adresser d'abord au premier de ces deux viscères, et il fallait détourner la fluxion cérébrale. A cet effet, des cataplasmes très-chauds de farine de lin furent mis aux pieds, puis aux mollets, et enfin aux genoux ; un cataplasme tiède fut appliqué sur l'abdomen. Ces simples moyens calmant l'état convulsif, et le coma survenant quelques heures après, je fis appliquer 6 sangsues derrière chaque apophyse mastoïde. Aussitôt après cette application, Charlotte revint un peu à elle, et je profitai du moment où la déglutition fut possible pour administrer 32 gram. d'huile de ricin mêlée à pareille quantité d'eaux de fleurs d'oranger et de menthe ; mais cette potion ne fut pas donnée par suite de ces appréhensions malentendues qu'ont souvent les mères, et l'enfant retomba dans le coma.

Le docteur Nespoulous, médecin ordinaire de la famille Sabatier, et en l'absence de qui j'avais été appelé, jugea comme moi l'urgence d'administrer la potion huileuse, si toutefois l'enfant pouvait l'avaler.

Pour retirer la jeune malade du coma, nous prescrivîmes quelques demi-lavements avec du sel marin, et 12 autres sangsues aux malléoles. Aussitôt que ces sangsues furent appliquées, l'enfant reprit encore connaissance, et puis les purgatifs déterminèrent des selles abondantes.

Le lendemain, 17, l'enfant allait si bien, que je me retirai, et la laissai aux soins du docteur Nespoulous. Je l'ai vue plusieurs fois, depuis lors, et elle jouit de la meilleure santé.

3me SECTION. — *NÉVRALGIES.*

XCIII. Le 5 Avril 1846, je fus appelé auprès de la femme Bompart, boulangère, que j'avais accouchée plusieurs fois, et dont il a été parlé (page 73). Cette femme souffrait, depuis plusieurs jours, de la tête, et ses souffrances étaient atroces ; elles lui enlevaient sommeil et appétit. Son pouls n'était ni plein ni concentré ; la peau était sèche, la langue sale, les urines normales, le ventre constipé ; il y avait exacerbation de la douleur, chaque jour, vers 3 heures après midi.

La malade ne pouvant attribuer ses douleurs à aucune circonstance connue, j'en soupçonnai la cause dans un embarras gastro-intestinal, révélé par la saleté de la langue. Cependant je ne me hâtai pas d'agir, et je prescrivis d'abord de simples infusions délayantes.

Le 8, pressé par la malade, je lui prescrivis 32 gram. de sulfate de soude, qui, pris dans du bouillon d'herbes, procura quelques évacuations alvines.

Le 11, l'aspect grisâtre de la langue n'ayant pas changé, et la céphalalgie continuant à redoubler d'intensité, chaque jour, à 3 heures, je crus devoir diriger contre les saburres un moyen thérapeutique plus actif, et je m'adressai à l'ipécacuanha, dont je prescrivis 12 décigr. en poudre fine et en trois doses. Il y eut déjection abondante de matières glaireuses par le haut, et de matières bilieuses par le bas.

Dès le lendemain de ce jour, la céphalalgie, qui avait été continue avec exacerbation quotidienne dans l'après-midi, devint franchement intermittente : en effet, elle faisait souffrir la malade, chaque matin, à 7 heures, et était même précédée d'un peu de froid aux pieds et au bout du nez. Dès lors, je n'hésitai pas à administrer le sulfate de quinine, et j'en prescrivis d'abord 60 centigr. dans 120 gram. de potion qui furent pris le 15, pendant la rémission dont la durée était de 4 heures du soir au lendemain matin 7 heures. Dès le lendemain matin, l'accès céphalique fut moins intense; mais cette potion ayant procuré quelques nausées, je la suspendis, et administrai la même dose de sulfate de quinine que la veille, en 6 pilules. La malade s'accommoda mieux de ce mode d'administration ; et, quoique, au bout de quelques jours, j'eusse diminué la dose du sulfate de quinine, la guérison survint peu à peu. La céphalalgie, en effet, que j'ai déjà dit avoir diminué d'intensité, eut ensuite moins de durée, et le froid des pieds ainsi que celui du nez disparurent également peu à peu. La malade ne fut complètement guérie que le 8 du mois suivant ; mais je crois fort que la lenteur de sa guérison fut due à l'inexactitude avec laquelle elle prit l'antipériodique, lorsque la céphalalgie commença à être supportable.

XCIV. Mlle Albine D..., d'un tempérament nervoso-lymphatique, d'une très-petite corpulence, âgée de 15 ans, et menstruée depuis sa douzième année, avait éprouvé un retard ou même une suppression, en Septembre et Octobre 1850. Elle était pâle, en proie à des douleurs de tête et d'estomac, pour lesquelles elle s'alita pendant quelque temps, à la campagne.

En Novembre, la famille D...., étant revenue à la ville, me consulta, et je conclus, du récit qui me fut fait, que la céphalalgie survenait de deux jours l'un, vers 3 heures après midi. Je prescrivis d'abord de l'eau de poulet, pour calmer l'estomac, et ensuite 60 centigr. de sulfate de quinine en 4 pilules.

La céphalalgie cessa, les menstrues revinrent immédiatement ; mais la douleur d'estomac augmenta, et il y eut des vomissements.

Je suspendis soudain le sulfate de quinine, et la céphalalgie reparut, le matin, au réveil de la jeune personne, de deux jours l'un.

J'administrai la teinture de quina en frictions sur les membres ; mais la malade se plaignit d'avoir froid pendant qu'on la découvrait pour la frictionner.

Je revins donc au sulfate de quinine ; mais je l'incorporai dans de l'axonge, et je fis mettre chaque soir, sous chaque aisselle, 1 gram. de ce sel dans 8 gram. d'axonge. Au bout de six jours, la guérison fut complète ; et, le 30, Mlle Albine put aller à la messe ; le 2 Décembre, elle put retourner à la campagne.

XCV. Mme Pierdon, âgée de 42 ans, ayant été toujours bien réglée, éprouvait, depuis cinq ou six mois, de fortes coliques à l'approche de son époque menstruelle ; et, en Novembre, elle perdit très-peu. Quelques jours après, elle fut prise d'une douleur très-vive à la hanche gauche : elle patienta d'abord, et ne m'appela qu'après une quinzaine de jours de souffrance. C'était en Décembre 1837, et nous n'étions pas éloignés du moment où la menstruation pouvait paraître. Je me contentai donc de prescrire, sur le haut du trajet du nerf sciatique, des frictions avec l'huile de jusquiame et le laudanum, ce qui me réussit beaucoup mieux que je ne l'espérais. Mais, peu de jours après, et le flux menstruel n'ayant pas encore paru, Mme Pierdon éprouva, avec des envies de vomir, des douleurs tellement violentes vers la région lombaire, que, malgré l'heure avancée de la nuit, elle m'envoya chercher. Le pouls étant petit, et la dame d'une constitution délicate, je crus devoir favoriser l'issue du sang menstruel ramassé peut-être dans le tissu utérin, par une infusion de feuilles de matricaire, qui, administrée par tasses, avec addition d'une cuillerée à café d'eau-de-vie, établit de la diaphorèse, et fit cesser non-seulement la douleur lombaire, mais encore les envies de vomir.

Le lendemain de cette nuit, le pouls étant un peu relevé; mais la langue étant sale, je prescrivis 32 gram. d'huile de ricin, qui provoquèrent des évacuations alvines abondantes et fétides.

Le surlendemain de ce purgatif, l'embarras intestinal ne me paraissant pas entièrement évacué, je prescrivis la potion purgative de feu mon oncle.

A dater de ce moment, les voies digestives se mirent en bon état, et l'époque menstruelle survint le 18. Elle s'annonça par des tranchées utérines contre lesquelles je prescrivis avec succès des cataplasmes de farine de lin sur le bas-ventre, et des bains de siége; elle fut aussi abondante que Mme Pierdon l'eût jamais vue; mais la douleur de la hanche gauche, pour laquelle j'avais été primitivement appelé, persista. Dès lors, je fis appliquer 15 sangsues qui firent bien disparaître cette douleur de la hanche ; mais sa continuation vers le mollet, et surtout vers la malléole externe, ne fut point influencée par cette saignée locale, et en exigea une autre, faite sous la malléole même.

XCVI. Andrieu, plâtrier, âgé de 39 ans, que j'avais déjà soigné pour des douleurs rhumatismales, me fit appeler, le 25 Décembre 1850, pour des douleurs vagues vers la région postérieure du thorax, et une douleur bien plus vive sur tout le trajet du nerf sciatique droit. Andrieu toussait et crachait comme un phthisique, dont il a d'ailleurs la voix ; il avait déjà pris des tisanes pectorales, et je lui fis appliquer un large vésicatoire sur la hanche malade. Ce vésicatoire fournit beaucoup de sérosité, mais ne soulagea pas immédiatement. Je prescrivis donc 16 gram. de nitrate de potasse dans une pinte de tisane pectorale, et cette dose fut répétée pendant quatre jours. Le malade, constipé précédemment, alla largement à la selle, et fut guéri de sa douleur sciatique. Je diminuai dès lors la dose du sel de nitre ; et, le 12 Janvier 1851, voulant savoir dans quel état se trouvait la poitrine, quoique le sujet se dît également guéri des douleurs qu'il y accusait, je l'auscultai, et constatai un râle sibilant très-prononcé, vers le milieu du poumon droit. Je fis appliquer un vésica-

11

toire au bras de ce côté, et le malade reprit bientôt
ses occupations, qu'il n'a pas encore discontinuées.

4me SECTION. — *RAGE*.

XCVII. Mme Maurice M..... me consulta, le 20
Février 1839, pour une douleur qu'elle ressentait au
moignon de l'épaule droite, et qui s'étendait au bras,
à l'avant-bras, enfin à la paume de la main. Elle
attribua cette douleur à ce que, quelques jours auparavant, elle s'était trouvée dans son appartement,
légèrement vêtue, et les croisées ouvertes, pendant
que l'on en faisait la propreté. Le flux périodique
étant attendu d'un jour à l'autre, je me contentai de
faire appliquer sur le moignon douloureux de l'épaule
un cataplasme de farine de lin délayée avec une
forte décoction de feuilles de jusquiame blanche.
Appelé de nouveau dans l'après-midi, je fus très-
étonné de trouver Mme Maurice alitée, le regard
inquiet, et me disant qu'elle était menacée de suffocation. Je ne fus pas moins surpris d'apprendre
qu'elle avait eu de la peine à avaler un peu de
tisane; et, ne comprenant pas quelle était cette
difficulté de boire, je la priai d'avaler, en ma
présence, une cuillerée d'une potion antispasmodique
que j'envoyai chercher, après m'être assuré par
l'auscultation qu'il n'y avait ni pneumonie ni pleu-

résie. Ce ne fut qu'à force d'instances que je déterminai Mme Maurice à porter la cuiller à la bouche, et j'acquis la conviction qu'il n'y avait pas d'obstacle physique à la déglutition. Je pénétrai bien la malade de cette vérité, et elle continua à vaincre la répugnance que lui inspirait l'action de boire.

Le 21, à 8 heures du matin, je trouvai Mme Maurice comme la veille, assise sur son lit et n'ayant pas goûté un seul instant de sommeil, ni même de repos. Son état, que je croyais purement moral, et que j'attribuais à quelques chagrins domestiques, me préoccupa tellement, que je n'eus pas la patience d'attendre le flux menstruel, et le provoquai par l'application de quelques sangsues, qui en déterminèrent l'issue sur-le-champ. Malgré l'abondance de l'écoulement sanguin, il n'y eut pas d'amélioration dans l'état de la malade, et j'eus beau ajouter 30 gram. de sirop de sulfate de morphine à la potion antispasmodique de la veille, dans laquelle entraient les eaux distillées de valériane, de mélisse, de menthe et de cerises noires (30 gram. de chaque), la malade ne dormit pas plus la nuit suivante qu'elle n'avait dormi depuis le jour où elle m'avait appelé.

Le 22, à force de questions adroitement faites pour connaître la cause de ces symptômes extraordinaires, sans la laisser soupçonner à la malade, j'appris que, le 1er Janvier, elle avait été mordue, au petit doigt de la main droite, par un petit chien

que l'une de ses amies tenait, malade, sur ses genoux. Elle m'ajouta bien que ce chien, étant mort
quelques jours après l'avoir mordue, avait été au-
topsié, et reconnu empoisonné par la malveillance
de quelque locataire ; mais cette circonstance, qui
avait inspiré à Mme Maurice une fausse sécurité, ne
me parut pas démontrée ; et, tout en m'en servant
pour affermir la malade dans cette illusion qu'il n'était
plus permis de détruire, à son avantage, je ne pus
pas méconnaître plus long-temps la rage, cette cruelle
maladie dont la guérison est si rare quand l'existence
en est bien positive.

Je ne pus cependant rester spectateur oisif des
scènes de plus en plus déchirantes que causaient la
gêne de la respiration et l'anxiété de la malade : après
avoir mûrement réfléchi aux différents moyens de
guérison préconisés, je crus devoir recourir aux
antiphlogistiques d'une part, et aux sédatifs de l'autre.
La menstruation est un acte trop important dans la
physiologie de la femme, pour que je ne fondasse
pas quelque espoir en elle ; et, à peine fut-elle
supprimée, soit par l'agitation extrême à laquelle
se livrait la malade, soit par le froid auquel elle
s'exposait volontairement pour se soustraire à une
chaleur intérieure qui la consumait, je cherchai à
la rappeler, à l'activer et à la suppléer par une application de 12 autres sangsues, à la vulve. L'opium
produisant quelquefois de bons effets dans les affec-

tions tétaniques, et l'ammoniaque, dans les cas de morsure venimeuse, me parurent aussi les moyens thérapeutiques offrant le plus de chances de réussite.

Ainsi donc, après avoir averti les parents de la rapidité avec laquelle la mort allait se saisir de cette jeune et intéressante malade, qui jouissait encore de toutes ses facultés intellectuelles, et d'une force musculaire telle, que la main qu'elle serrait dans les siennes avait peine à s'en dégager; après m'être convaincu, par l'état misérable du pouls, le froid glacial de tout le corps et l'horreur invincible pour tout objet à avaler, qu'il n'y avait plus rien à espérer de la Nature livrée à elle-même; après m'être d'ailleurs concerté avec M. le Professeur Golfin, qui, comme moi, avait jugé la malade irrévocablement perdue, je fis administrer, le soir, à 8 heures, un demi-lavement contenant 50 centigr. d'opium brut, et 1 gram. d'ammoniaque liquide. L'état de la malade n'ayant été nullement modifié par ce premier lavement, à minuit, quoiqu'il eût été parfaitement gardé, j'en fis administrer un second composé de la même manière. Mais rien ne put diminuer l'agitation incessante de la malade, cherchant toujours de l'air, accusant toutes les personnes qui l'approchaient de le lui enlever; et elle mourut, à 2 heures de la nuit, au milieu de l'agitation la plus pénible.

Autopsie cadavérique. — Cette autopsie fut faite en présence du Professeur Dubrueil; et, malgré l'attention avec laquelle furent cherchées les lisses que certains signalent sous la langue et regardent comme pathognomoniques de la rage, nous n'en trouvâmes point. Quant à l'injection des vaisseaux de la pie-mère et de la substance cérébrale; quant à l'écume qui remplissait les ventricules du larynx et exsudait en dehors des poumons, c'étaient évidemment des effets et non des causes de la maladie. Ce qui me frappa le plus, dans cette autopsie, ce fut le peu de consistance du sang, qui fut trouvé partout exempt de caillots et même de plasticité.

5ᵐᵉ SECTION. — *GANGRÈNE SÉNILE.*

XCVIII. Mᵐᵉ Teissier, âgée de 76 ans, n'ayant jamais été malade jusqu'à ce jour, me consulta, le 20 Février 1845, pour une douleur qu'elle éprouvait depuis la veille sous le talon et vers le milieu de la pointe du pied gauche. De là, cette douleur s'irradiait en arrière de la malléole externe. Le pied n'étant ni rouge ni tuméfié, je me bornai à le faire frictionner avec le mélange connu sous le nom de *baume tranquille*, et je le fis envelopper d'une flanelle recouverte d'un taffetas ciré. Ma prescription fit d'abord merveille, mais la douleur ne fut calmée que pour se reproduire; et, le 25, la marche devint impossible. Examinant, avec une attention toujours

nouvelle, ce pied auquel l'œil ne pouvait reconnaître
rien d'anormal, j'y constatai un abaissement notable
de température qui n'avait pas lieu dans le pied
droit ; et le dessous du talon ainsi que le bord
externe du pied gauche acquirent peu à peu une
consistance cotonneuse de plus en plus prononcée.
La sensibilité était d'ailleurs éteinte dans cet ap-
pendice du membre abdominal, et la gangrène
spontanée me parut imminente. En effet, un point gan-
gréneux, des dimensions d'une pièce de 25 centimes,
parut, le 1er Mars, en avant de la malléole externe,
et je me hâtai d'appeler en consultation le Professeur
Dubrueil, que je me souvins d'avoir accompagné, en
1828, à Montagnac, pour un cas de ce genre. Ce
Professeur m'avoua ne pas connaître de moyen
propre à arrêter la marche de la gangrène, et me
rappela que le malade de Montagnac était mort après
l'amputation. Nous nous contentâmes donc d'envelopper le pied dans du coton cardé, sur lequel était
répandue une grande quantité de camphre et de
quina pulvérisés. Nous administrâmes aussi, à l'intérieur, des pilules contenant chacune 1 décigr. de
résine de quina et 12 milligr. d'extrait aqueux
d'opium. Malgré ces moyens, la gangrène s'étendit
de plus en plus sur le dos du pied ; et, dans les
derniers jours de Mars, la jambe s'œdématia.

L'œdème s'étendit même à la cuisse ; et, le 31,
dans la nuit, il survint une syncope avec symptômes

apoplectiques. Appelé tout aussitôt, j'ouvris une veine de l'avant-bras, mais ne pus en tirer que deux ou trois travers de doigt d'un sang épais et très-noirâtre. J'administrai, immédiatement après, 5 centigr. de tartre stibié dans 180 gram. d'eau; mais la malade ne put avaler toute cette quantité de liquide, et elle succomba, à 2 heures après midi.

Elle avait conservé sa gaîté jusqu'à la veille de sa mort.

6ᵐᵉ SECTION.—*AFFECTION RHUMATISMALE.*

XCIX. Bousquet, cafetier-restaurateur, que j'ai déjà dit, dans ma première thèse de concours pour l'agrégation (1), avoir eu, en Décembre 1838, un rhumatisme à la main droite, éprouva, le 8 Mai 1839, des douleurs si vives à la même main, dont la plupart des articulations se tuméfièrent, qu'il se fit appliquer 20 sangsues autour du poignet ; mais il n'en souffrit pas moins toute la nuit, et je fus appelé, le 9 : le pouls était plein et dur, la langue sale. Je pratiquai sur-le-champ, au bras malade, une saignée de 300 gram., et je prescrivis immédiatement après 5 centigr. de tartre stibié. Les douleurs furent sup-

---

(1) Parallèle des affections inflammatoires et des affections catarrhales.

portables tout aussitôt après; la figure ne fut plus tirée comme elle l'était auparavant. Néanmoins l'état des voies digestives nécessita trois potions purgatives, et j'aidai la résolution des engorgements articulaires à l'aide de quelques fumigations avec l'encens, et de quelques onctions avec le baume oppodeldoch.

Le 26, Bousquet put découper un gigot.

C. Éprouvant encore, le 14 Décembre 1841, de vives douleurs au poignet de la main droite, Bousquet, se fit appliquer 12 sangsues à la face dorsale du poignet; et, cette application ne l'ayant pas non plus soulagé, il m'envoya chercher. Cette fois, la langue n'étant pas sale, je fis appliquer autres 12 sangsues à la face palmaire desdites articulations. Il y eut une amélioration notable; mais, le 16, le pied droit fut pris; et, sans attendre ma visite, le malade s'y fit appliquer encore 12 sangsues. La langue étant devenue sale, et la bouche amère, je fis vomir le malade comme précédemment; et, dès le soir même, toute douleur avait cessé. Bousquet se trouvait si bien, qu'il voulut être purgé le lendemain; mais je calmai son impatience, et ne lui donnai 2 pilules d'Anderson que le 19.

CI. Le 11 Février 1843, souffrant violemment de la malléole externe (pied droit), Bousquet s'y appliqua 16 sangsues; et, ses douleurs n'ayant pas été du tout diminuées par cette application, il m'envoya chercher, le lendemain matin. Le pouls était plein, et la face cachait un fond jaune sous l'animation de la fièvre. Je pratiquai une saignée de 300 gram., et prescrivis immédiatement après 1 gram. d'ipécacuanha mêlé à 5 centigr. de tartre stibié; le malade vomit beaucoup et eut d'abondantes évacuations alvines. Dès le soir même, il fut gai et put dormir, la nuit suivante.

CII. Le 4 Août 1845, Bousquet vint me consulter pour une blennorrhagie qu'il m'affirma ne pouvoir pas être de nature syphilitique. Les nombreuses atteintes de rhumatisme qu'il avait eues me faisant penser que cette blennorrhagie pouvait être de nature rhumatismale, je fis appliquer un vésicatoire camphré à la partie interne de la cuisse droite; et, ayant obtenu diminution de l'écoulement urétral, des injections émollientes étant faites, il est vrai, dans le canal, je prescrivis un vésicatoire camphré à la partie interne de la cuisse gauche, aussitôt que le premier cessa de suppurer. La blennorrhagie ayant complètement disparu, je crus prudent d'apposer un cautère à une jambe, pour empêcher le retour de la manifestation morbide.

CIII. Vernet, ténor léger au théâtre de Montpellier, d'un tempérament nervoso-sanguin et d'une assez forte constitution, éprouvait, depuis plusieurs jours, à l'occiput et sur les côtés de la tête, une douleur gravative qui l'empêchait de remplir son emploi. Il avait vainement pris des pédiluves alcalins ; il s'était vainement appliqué des sinapismes aux bras : il continuait à souffrir de plus en plus, et la douleur s'étendait même aux muscles de la région postérieure du cou, quand il me consulta, le 20 Février 1851. Sa langue étant sale, et son pouls fort, je lui pratiquai, le lendemain matin, une saignée du bras, de 250 gram.; et, immédiatement après, je lui fis prendre 5 centigr. de tartre stibié mêlés à 1 gram. d'ipécacuanha, le tout divisé en trois doses qui furent prises, à dix minutes d'intervalle l'une de l'autre. Vernet vomit une assez grande quantité de matière glaireuse, et fut un peu soulagé le soir.

Le 23, je lui administrai la potion purgative de feu mon oncle, et il fut si complètement guéri, qu'il put jouer, le 24, et n'a plus interrompu son service.

CIV. Nicolas Causse, confiseur, âgé de 21 ans, que j'avais déjà traité, en Avril 1836, pour une affection rhumatismale très-grave, avec lésion organique du cœur qui n'avait cédé que difficilement à de larges et fréquentes saignées, tant générales que locales, à des bains généraux et à une diète très-sévère, s'était maintenu dans un assez bon état de santé jusqu'à la fin de Juin 1838, épo-

que à laquelle il éprouva une vive douleur partant
de l'épigastre, s'étendant au dos, et revenant circulairement à son point de départ. Les muscles du cou
étaient aussi endoloris ; le pouls était plein et bondissant ; les battements du cœur se percevaient dans
les deux côtés de la poitrine, en arrière même sous
l'omoplate droite, et en avant sous la clavicule du
même côté ; le trépied de la cœliaque battait avec
force. Je pratiquai immédiatement une saignée de
240 gram. ; et si je bornai à cette quantité la sous-
traction de sang, c'est que le malade était dans une
période de croissance qui avait beaucoup développé sa taille, et dont je crus devoir tenir compte.

Le jour de cette saignée, 26 Juin, Causse vomit,
à plusieurs reprises, des matières porracées; et pourtant sa langue n'était pas du tout sale ; elle avait
même une nuance plus rouge qu'à l'ordinaire : je
prescrivis des demi-lavements huileux pour attirer
vers l'anus la tendance aux déjections, de la limonade végétale et des crèmes de riz pour calmer
l'irritation gastrique. Mais les vomituritions continuèrent à être fréquentes ; et, le soir, je prescrivis
la potion de Dehaën dans laquelle je substituai l'eau
distillée de laitue à l'eau distillée de menthe. Cette
potion calma bien un peu l'irritation gastrique ; mais,
celle-ci n'étant pas complètement éteinte, le 27, à ma
visite du matin, et le pouls étant encore plein, je

fis appliquer 15 sangsues au creux épigastrique. Je fus même obligé de réitérer cette application, le 29 ; et, le 3 Juillet, le Professeur Caizergues ayant été appelé en consultation, proposa des bains de siége et des cataplasmes rubéfiants aux coude-pieds, pour tâcher de rappeler la fluxion rhumatismale. Le 6, malgré une apparente amélioration survenue les jours précédents, le malade éprouva une telle suffocation, qu'il ne put pas s'étendre dans son lit ; et, les battements du cœur étant d'une force prodigieuse, je pratiquai au bras gauche une saignée de 360 gram. qui, aidée par la continuation des bains de siége, des fomentations abdominales et des cataplasmes rubéfiants aux genoux, soulagea beaucoup le malade.

L'affection rhumatismale étant évidemment reconnue fixée sur le diaphragme, ce qui causait la gêne dans les mouvements respiratoires, à laquelle les poumons ne prenaient point de part ; et, d'un autre côté, le cœur étant le *pars mandans* de la fluxion, il fut convenu, le 7, avec le Professeur Caizergues, que le ventre serait constamment recouvert de flanelles imbibées d'une décoction de feuilles de digitale pourprée ; qu'un vésicatoire serait appliqué au bras gauche, et que l'on continuerait les bains de siége, ainsi que les rubéfiants aux extrémités inférieures.

Le 12, après un amendement assez notable des symptômes, auxquels s'était joint l'aspect sanguino-

lent des urines, le pouls reprit sa dureté et la peau
sa sécheresse, si bien que, si ce n'avait été l'époque
avancée de la maladie, j'aurais encore ouvert une
veine du bras ; mais la douleur par laquelle avait
débuté la maladie, et dont le trajet circulaire était
précisément celui de l'insertion des fibres diaphrag-
matiques, vint, le soir même, me poser l'indication
d'une application de sangsues sur les points princi-
paux où siégeait cette douleur.

En effet, le 13, le pouls avait perdu de sa dureté
anormale ; la douleur circulaire du tronc avait disparu ;
et, à dater de ce jour, l'état du malade fut satisfaisant. Il prit avec plaisir les crèmes de riz et de
tapioka qui lui avaient toujours été prescrites, mais
dont il se souciait fort peu ; il y joignit même un
peu de chocolat, quelques soupes de lait et des com-
potes de fruit ; mais le ventre ne fonctionnait pas ;
et, malgré des demi-lavements émollients, il n'y
avait pas d'évacuation alvine. Pour en provoquer, la
langue étant d'ailleurs un peu limoneuse, le 21, je
prescrivis 30 gram. d'huile de ricin, autant d'huile
d'amandes douces, mêlées à pareille quantité d'eau
de fleurs d'oranger, et 8 gram. de suc de limon. Administrée par cuillerées à bouche, de demi-heure en
demi-heure, cette potion produisit des selles abondantes et fétides. Les demi-lavements étant continués chaque jour, la langue se dépouilla complète-

ment , et le malade suça avec plaisir une côtelette ,
le 24.

Mais les urines, claires au moment de leur émission, continuèrent à être d'un rouge brun très-foncé ;
la paroi abdominale était distendue par des gaz qui ne
pouvaient pas se faire jour ; la respiration avait une
fréquence anormale, et les vésicatoires étaient à peu
près secs. Réveillé , le 25 , par l'explosion inattendue d'un tonnerre , Causse crut que la maison
s'écroulait , et les battements de son cœur prirent
instantanément une célérité désordonnée et confuse ;
sa respiration s'accéléra davantage ; il y eut imminence de suffocation. Vainement fis-je reprendre l'emploi des rubéfiants aux extrémités inférieures ; et ,
le lendemain , appliquer un vésicatoire au bras gauche : appelé dans la nuit du 3 au 4 Août , et ayant
trouvé le malade assis sur son lit , je fis appliquer
un sinapisme sur la région précordiale , prescrivis
la potion anti-émétique de Dehaën pour arrêter les
vomissements qui avaient reparu , et demandai une
nouvelle consultation.

MM. Caizergues, Batigne et Bertin , s'étant rendus
à 8 heures du matin , reconnurent avec moi une
hydropisie du péricarde , et consentirent , quoique
à peu près en désespoir de cause , à l'application ,
que je proposai , d'un grand vésicatoire sur le thorax :
celui-ci n'ayant pas encore produit d'effet , à midi ,
j'en fis placer un autre , fait avec du levain , sous

la région axillaire ; et , le soir , tous les deux avaient
abondamment soulevé l'épiderme. Aussi la respiration était-elle un peu plus libre. J'appliquai, sur un
point dénudé des vésicatoires , 25 milligr. de sulfate de morphine , et 1 décigr. de digitale pourprée en poudre. Le malade put se coucher ho-
rizontalement, et goûta quelques heures de sommeil ;
mais le cœur était encore loin, le 6, de son rhythme
normal , quoique les vésicatoires eussent fourni, chaque jour, beaucoup de sérosité ; le ventre était tendu
et diarrhéique ; les urines étaient foncées en couleur
et sédimenteuses. Je repris l'emploi des fomentations avec la décoction de feuilles de digitale , et
j'augmentai graduellement la dose de la poudre que
l'on déposait chaque jour sur les vésicatoires du
thorax.

Le 8, la respiration était redevenue très-précipitée ;
il y avait un peu de délire ; la langue était sèche ; le
malade allait sous lui : je fis appliquer des vésicatoires camphrés au gras des cuisses, et prescrivis la
décoction blanche de Sydenham avec addition de
32 gram. de conserve de roses.

Le 9, les cinq vésicatoires ayant coulé abondamment, la respiration était plus régulière, et le pouls,
quoique un peu vide, heurtait le doigt avec un choc
anguleux et bruyant. Ce symptôme persistait encore,
le 12, quoique, depuis le 9, le *subdelirium* eût cessé,
que la langue fût devenue humide depuis lors, que

la diarrhée eût moins d'intensité, et que le malade
pût se mettre sur le vase. Les urines, qui étaient
à peu près supprimées, étaient alors assez abondantes, mais toujours d'un rouge très-brun. Le
malade, qui, le 8 au soir, avait craché un peu de
sang, n'en crachait plus.

Le 15, des vomissements s'étant reproduits, je
crus pouvoir les attribuer à la poudre de digitale,
dont la dose totale sur les divers vésicatoires était
de 1 gram. et demi, et j'en réduisis la dose à 1 gram.
De plus, le vésicatoire, qui fut fait avec du levain,
et placé sous la région axillaire gauche, étant devenu une plaie profonde qui causait des douleurs
atroces au malade, je le fis panser avec de la charpie
enduite de cérat saturnisé. Le sulfate de morphine
fut continué, à la dose de 25 milligr. chaque jour,
en 4 pilules.

Le 19, le pansement sus-indiqué du vésicatoire
latéral gauche du thorax ayant produit un bon effet,
plusieurs autres vésicatoires étant secs, et la diarrhée
notablement diminuée, mais le tube digestif paraissant dans un état d'irritation considérable, — car la
langue était très-rouge, quoique humide, et le pas-
sage des aliments était douloureux dans le trajet de
l'œsophage, — je composai l'alimentation du malade
comme suit : lait, chocolat au salep, bouillons de
viande, eau de riz gommée et sucrée. Sous l'influence de ce régime, et le sulfate de morphine

12

n'étant plus donné qu'à la dose de 6 milligr., l'état du malade s'améliora de jour en jour; et, le 12 Septembre, il put vaquer à certaines petites affaires.

Persuadé que l'exagération des battements cardiaques et de l'impulsion sanguine produite par l'organe principal de la circulation avait été la cause de cette grave maladie, je conseillai à Causse de s'habituer peu à peu à la diète lactée, et d'en faire son unique nourriture le plus long-temps qu'il pourrait. Docile à cette prescription, Causse recouvra une santé qu'on aurait pu dire parfaite, car il prit un tel embonpoint, qu'il fallut des protections pour le faire exempter du service militaire. Mais, pour moi, Causse avait beau se livrer à tous les exercices de son âge, je redoutais pour lui la profession fatigante de confiseur, et je lui conseillai de la quitter. Il n'en tint pas compte; et, le 15 Octobre 1840, à 6 heures du matin, je fus appelé chez M. Davot, confiseur, à la Grand'Rue, chez qui je le trouvai mort, dans son lit. S'étant couché bien portant, la veille, dans le même lit qu'un autre garçon confiseur, il y avait été surpris par une mort si prompte, que son camarade de lit ne l'entendit ni sentit proférer aucune plainte : sa pose, d'ailleurs, et sa figure étaient celles d'un homme endormi. Son bonnet de nuit n'était même pas dérangé; mais il ne recouvrait plus que la tête d'un cadavre.

CV. Antoine Fauquier, âgé de 11 ans, fut pris, le 11 Juin 1850, de douleurs vives dans le pied droit; et, le lendemain, celui-ci présenta de la tuméfaction ainsi que de la rougeur, à tel point que l'enfant ne put pas aller à l'école. Ses parents lui mirent des cataplasmes émollients qui diminuèrent la fluxion; mais il survint un état général si pénible, que, le 18, je fus appelé : la respiration était courte et précipitée, les battements cardiaques un peu plus sonores dans toute la poitrine, même à droite sous la clavicule et le scapulum; le pouls était en harmonie avec cet état du cœur, c'est-à-dire dur et fréquent; le sommeil était nul par suite d'une toux incessante et sans expectoration; il y avait une vive douleur sous la courbure des 8e, 9e et 10e côtes gauches, par conséquent en dehors du sein et un peu en arrière; le malade était alité, et tenait ses genoux fléchis, afin d'alléger la gêne de sa respiration et sa douleur intra-thoracique. La percussion et l'auscultation me révélèrent de l'eau dans le péricarde, les plèvres et l'abdomen, indépendamment d'une hypertrophie des deux ventricules; les urines étaient très-rares. Je prescrivis immédiatement du lait pour toute alimentation, et des frictions avec la teinture de digitale pourprée, à la dose de 120 gram. par jour, sur le ventre et les cuisses.

L'enfant se dégoûta bientôt du lait, et voulut y joindre d'autres aliments, aussi n'éprouva-t-il pas d'amélioration sensible pendant quelque temps; il fut même en proie à plusieurs accès de suffocation qui firent craindre une mort prochaine. A l'un de ces moments, je fis appliquer, sur le point douloureux du thorax, une mouche de Milan qui soulagea le malade comme par enchantement, en procurant une abondante évacuation de sérosité. Mais ce soulagement ne pouvait être que momentané; et, étant parvenu à avoir de la digitale fraîche, j'en fis employer le suc en remplacement de la teinture; la pulpe fut utilisée en cataplasmes sur l'abdomen; et, après cela, elle servait encore à une décoction que l'on administrait en lavements. 1000 gram. de ces feuilles furent utilisés ainsi dans tout le mois de Juillet; et, pendant leur emploi, la respiration de l'enfant devint plus facile, l'œdème des pieds disparut ainsi que le flot abdominal; mais resta la toux qui ne permettait pas au malade de dormir durant dix minutes consécutives. Je combattis celle-ci, avec le plus grand succès, à l'aide d'un looch blanc dans 60 gram. duquel entraient 5 centigr. d'opium gommeux. Le sommeil étant revenu sous l'influence de ce looch, qui n'agit pourtant que peu à peu et à la longue, l'appétit revint aussi, et l'enfant entra en convalescence dans les premiers jours de Septembre.

Je dois dire qu'après les 1000 gram. de feuilles de digitale fraîche, j'employai, de la même manière que celle-ci, des feuilles de digitale sèche, et que, sous l'influence de cette plante, les urines devinrent de plus en plus abondantes.

Je dois dire encore que, dans le cours de cette longue maladie, la langue s'étant présentée, en deux reprises, saburrale et pointillée, le malade a été purgé abondamment à l'aide de 30 gram. d'huile de ricin.

CVI. Panafieu, postillon des diligences de M. Théodore Bimar, âgé de 41 ans, d'un tempérament bilioso-sanguin, ayant éprouvé, dans les derniers jours de Décembre 1845, une vive douleur sous le sein gauche, et s'en trouvant débarrassé par le seul repos au lit, fut pris ensuite d'une vive douleur vers la fosse temporale droite. Il m'envoya chercher, le 2 Janvier : la langue était sale et présentait un enduit muqueux jaunâtre vers son milieu ; le pouls n'indiquait nullement la saignée générale, et je me bornai à prescrire 10 sangsues à l'anus et 1 gram. d'ipécacuanha, après la chute des sangsues. La douleur persistant quoique les sangsues eussent saigné abondamment, et que l'ipécacuanha eût fait bien vomir, je prescrivis, le 4, la potion purgative de feu mon oncle, qui procura d'abondantes évacuations alvines.

Le 8, la douleur persistant, je fis appliquer 15 sangsues derrière l'apophyse mastoïde droite, et recommandai l'usage d'un pédiluve alcalin très-chaud, immédiatement après la chute des sangsues.

Le 9, la partie endolorie se tuméfia au point de rendre difficile l'ouverture de la bouche , et je prescrivis 15 autres sangsues sous l'angle de la mâchoire inférieure.

Les 10 et 11, je fis faire des frictions avec une pommade dans laquelle entraient 20 centigr. de vératrine sur 4 gram. d'axonge rancie.

Le 13, tous les moyens employés n'ayant soulagé que momentanément le malade, je cédai au désir qu'il éprouvait d'être saigné, quoique cette opération ne fût pas indiquée par l'état du pouls. Il en éprouva cependant un soulagement assez prononcé, et la saignée me présenta la couenne inflammatoire ; mais il resta de la douleur dans l'oreille, et j'injectai dans le conduit auditif externe quelques gouttes de laudanum liquide. Ayant fait appliquer du coton cardé sur toute la région endolorie, Panafieu s'en trouva bien , et put ouvrir la bouche suffisamment pour me laisser voir, le 17, sa langue encore saburrale. Je prescrivis 32 gram. de sulfate de soude, qui le purgèrent abondamment.

Le 25, au moment où il se croyait guéri, Panafieu éprouva quelques frissons ; et, le 26, il sentit encore de la douleur vers la fosse temporale droite. Cette récidive étant évidemment rhumatismale , et la saignée que j'avais faite par complaisance, le 13, ayant fourni la couenne inflammatoire, je réitérai cette petite opération, prescrivant toutefois 60 pilules

avec l'antimoine diaphorétique bien lavé (8 gram.),
l'extrait d'aconit napel (2 gram), l'extrait de ciguë
(4 gram.), la résine de gayac (6 gram.), et la
poudre de digitale (2 gram.). Malgré une moiteur
habituelle, Panafieu souffrit beaucoup de la région
temporale droite, dans la nuit du 29 au 30, et cette
douleur s'accompagna même d'une nouvelle tuméfaction dans ou sous le cuir chevelu qui recouvre
ladite région. J'eus beau faire appliquer successivement un vésicatoire à chaque bras, la fluctuation
devint manifeste dans le point tuméfié, et un bistouri
à lame étroite en reporta, le 8 Janvier, quelques
gouttes de pus. Celui-ci étant caché sous les lames
aponévrotiques, il fallut les diviser; et, malgré la
précaution avec laquelle je procédai, je blessai un
rameau de l'artère temporale, et donnai lieu à une
hémorrhagie dont je profitai comme moyen thérapeutique.

Le 10, à la levée de l'appareil que j'avais mis pour
arrêter l'hémorrhagie artérielle, je constatai une tuméfaction tout aussi prononcée que l'avant-veille,
et une rénitence marquée. Je proposai au malade
une nouvelle ponction, avec la lancette, en arrière
de celle que j'avais pratiquée, le 8, avec le bistouri;
et, ayant obtenu son consentement, le 11, je donnai
issue à une assez grande quantité de matière pul-
tacée, toute teinte de sang. Malgré cette évacuation
et un cataplasme de farine de lin, le malade éprouva

encore, durant toute la nuit suivante, de vives douleurs dans la région temporo-maxillaire.

Le 12, la tuméfaction qui avait disparu la veille ayant reparu, tout aussi rénitente, je pratiquai une nouvelle ponction, avec la lancette, dans le point le plus antérieur, et j'introduisis, comme les jours précédents d'ailleurs, quelques brins de charpie entre les lèvres de la plaie.

Le 13, à peine ces brins de charpie furent-ils retirés, qu'il s'écoula une grande quantité de pus, bien plus abondante encore, le 14 et le 15. Ce jour-là, j'enfonçai une sonde cannelée à plus de 2 centimètres vers le haut du pariétal; la pointe de la sonde me fit même sentir l'os dénudé de périoste.

Le 17, la suppuration étant toujours abondante, je crus devoir pratiquer une incision aux téguments décollés, et le malade y consentit, quoique avec beaucoup de répugnance. Il fallut même répéter cette opération, le 24, au risque de blesser encore l'artère temporale, qui passait sous les téguments décollés, et la suppuration ne se tarit que peu à peu. Peut-être même sa cessation était-elle moins due aux moyens chirurgicaux employés qu'à la circonstance suivante :

Le 3 Mars, il survint au genou gauche une douleur des plus vives sans gonflement ni rougeur. Elle ne céda ni aux frictions sédatives ni aux frictions ammoniacales. J'y fis appliquer un large vésicatoire qui la combattit avec tant de succès, que le malade put aller à la messe, le 10. Malgré cela, alors même que Panafieu pût aller et venir, il fallut encore lui panser la plaie de la tête, qui ne fut définitivement cicatrisée qu'à la fin du mois. Panafieu reprit son service de postillon, le 1ᵉʳ Avril.

CVII. Pierre Panafieu, âgé de 14 ans, fils du postillon dont on vient de lire l'histoire pathologique, pris, depuis plusieurs jours, d'un coryza intense qui gênait sa respiration, éprouva, dans les derniers jours de Septembre 1846, de la gêne dans l'articulation tibio-fémorale gauche. Il alla pourtant à son atelier de forgeron ; mais la douleur fut plus vive le 1ᵉʳ Octobre, et je fus appelé, le 2. Je trouvai le genou très-tuméfié et très-chaud, mais sans rougeur aucune ; la jambe à demi fléchie sur la cuisse et couchée sur le côté externe ; le pouls plein et très-vibrant ; les urines rares ; la langue à l'état normal : je pratiquai une saignée du bras, qui ne fournit pas de couenne inflammatoire.

Le 3, les circonstances étant les mêmes que la veille, je réitérai la saignée, et obtins, cette fois, la couenne inflammatoire.

Le 6, la langue étant devenue sale, et le malade continuant à souffrir, je prescrivis 30 centigr. de tartre stibié dans 180 gram. d'infusion de feuilles d'oranger. Administrée par cuillerées à bouche, de deux en deux heures, cette mixture fut parfaitement tolérée, en excitant toutefois une grande soif que j'avais interdit de satisfaire.

Le 8, je prescrivis 40 centigr. de tartre stibié dans la même quantité d'infusion de feuilles d'oranger qu'auparavant ; et cette nouvelle dose, administrée comme la précédente, produisit de la moiteur. Je pensai même qu'elle avait dû exciter une sécrétion intestinale, et je prescrivis un lavement qui, en effet, donna lieu à une évacuation alvine, diarrhéique et fétide.

Le 11, après deux jours de repos, l'état du malade n'étant nullement amélioré, je voulus revenir à l'emploi de l'émétique à haute dose ; mais, le malade éprouvant de la répugnance pour la solution qu'il avait déjà prise, je déguisai le remède sous forme de pilules, et prescrivis ainsi 50 centigr. de tartre stibié qui durent être administrés en cinq fois, à trois heures de distance l'une de l'autre. La troisième pilule procura le vomissement de quelques glaires bilieuses, et une abondante évacuation alvine ; le lendemain, 12, le genou avait notablement diminué de volume et n'était presque plus douloureux ; le pouls était aussi beaucoup moins plein que précédemment. Je laissai reposer le malade, et lui permis des tisanes, ainsi que des bouillons maigres.

Le 15, la douleur reprit de l'intensité, quoique le volume de l'articulation n'augmentât pas ; mais la jambe n'était plus fléchie que sur la cuisse. Pouvant attribuer cette augmentation de douleur à l'influence de la pluie et du vent du sud, je me contentai de faire oindre le genou avec du *baume tranquille*.

Le 16, la douleur persistant au point d'empêcher le sommeil et l'appétit, je prescrivis 25 centigr. d'extrait aqueux d'opium en 10 pilules qui furent données de deux en deux heures, et amenèrent un bien-être indicible.

Le 17, voulant voir si ce bien-être serait durable, je suspendis l'emploi de l'opium ; mais les douleurs redevinrent atroces, et il y eut une hémorrhagie nasale abondante.

Le 18, je revins à l'extrait aqueux d'opium, et j'en prescrivis 50 centigr. en 20 pilules qui devaient être données toujours de deux en deux heures ; mais, le 22, les douleurs s'étant calmées, la mère du malade en négligea l'emploi ; et, le 24, la jambe étant de plus en plus fléchie sur la cuisse, je prescrivis 32 gram. d'onguent napolitain à appliquer sur toute l'articulation du genou.

Le 28, 96 gram. d'onguent napolitain étant employés, ainsi que 60 centigr. d'extrait aqueux d'opium, la flexion de la jambe était moins prononcée ; le malade prétendait sentir un relâchement s'opérer dans l'articulation du genou. Le temps était au nord ; la température extérieure de 11° Réaumur.

Le 2 Novembre, le malade ayant eu à pousser une selle, ne put pas se soulever pour laisser passer un vase sous lui, et il ne voulut pas non plus qu'on le mît à terre comme précédemment. Il passa 24 heures dans les plus atroces souffrances causées par le besoin d'aller, qu'il fallut bien enfin satisfaire. La flexion de la jambe sur la cuisse redevint à son ancien point, et je prescrivis encore 25 centigr. d'extrait aqueux d'opium par 24 heures, plus 32 gram. d'onguent napolitain en topique.

Le 20, voyant l'inutilité de l'onguent napolitain dont il avait été employé 182 gram., sans la moindre salivation pourtant, je fis appliquer un large vésicatoire enveloppant tout le genou moins sa région externe qui reposait sur le matelas, et que le malade ne pouvait soulever sans d'atroces souffrances. Ce vésicatoire calma tout de suite la douleur du genou, mais ne produisit de phlyctène qu'au bout de 36 heures. Quand il fut sec, j'en fis appliquer un autre qui fit couler abondamment de sérosité; et, lorsque celle-ci fut un peu tarie, je fis panser la plaie avec 12 milligr. de sulfate de morphine. Au troisième pansement, il survint des vésicules semblables à celles de la varioloïde, et elles furent suivies, quelques jours après, de vésicules beaucoup plus larges, sans forme régulière, mais toujours plates et groupées, qui gagnèrent le haut de la cuisse, le ventre, le thorax, les bras, le cou et le cuir chevelu. En se formant, ces vésicules produisirent une cuisson semblable à celle de l'urticaire;

elles fournirent beaucoup de sérosité ; et, en se desséchant, elles laissèrent à la peau un aspect lépreux. La langue devint rouge, le pouls fréquent, les selles diarrhéiques.

Cet état ne me paraissant pas pouvoir dépendre de l'inoculation du sulfate de morphine, je questionnai avec plus d'instances, et j'appris que le jeune malade avait éprouvé une sensation très-pénible. Le professeur Golfin, à qui je fis voir ce malade le 15 Janvier 1847, pensa aussi que cette éruption, dont il n'avait jamais vu la pareille, avait pour cause une affection morale.

Ladite éruption, qui avait d'abord pris une marche ascendante, s'étendit ensuite aux pieds, déjà œdématiés ; et ceux-ci fournirent une telle quantité de sérosité, que, chaque jour, les draps de lit furent trempés, ce qui obligea à des soins de propreté très-fatigants pour le malade. Toutes les fois, en effet, qu'on prenait ce malheureux dans les bras pour le transporter sur un autre lit, de grandes plaques d'épiderme se détachaient des jambes, des cuisses et du tronc ; le sang même paraissait quelquefois à la surface du derme dénudé ; et, à la fin de Janvier, tout le corps était à peu près dépouillé de son épiderme ; il présentait partout une couleur rose tendre et luisante. Il est aisé de comprendre que le décubitus était pénible : aussi les téguments qui recouvrent le sacrum et toute la colonne vertébrale jusqu'à la nuque devinrent-ils le siége d'escarres profondes.

Le 1er Février, le malade étant assez bien sous le rapport de son éruption, qui n'était plus qu'à la tête, où elle simulait une teigne faveuse, je fis étendre sur le genou malade 1 gram. d'extrait de belladone, et cette dose suffit pour déterminer des rêvasseries délirantes et dilater anormalement les pupilles. Je fis administrer quelques tasses de café et quelques cuillerées de vin, qui dissipèrent les effets de la belladone.

Obligé de renoncer à tout moyen thérapeutique propre à combattre la maladie articulaire du genou, et à ne m'occuper que de l'état général du malade, j'eus la douleur de voir la flexion du genou devenir telle, que le talon toucha la cuisse, et le genou fut près de la poitrine. Le malade était obligé de se soutenir en entier à l'aide de son côté droit, et il était condamné pour cela à une attitude des plus fatigantes. Il proférait constamment des cris plaintifs, s'émaciait de plus en plus; et il mourut, le 18 Mars, dans l'état le plus pitoyable.

CVIII. Appelé, le 14 Septembre 1845, auprès de la femme Théron, à Balaruc-les-Bains, pour des douleurs rhumatismales si aiguës dans tous les membres, que la malade pouvait à peine supporter le contact du drap de lit; et cette femme, accouchée depuis peu, allaitant son enfant, je voulus d'autant plus la guérir vite, qu'elle avait, peu de temps avant ses couches, été prise de fièvre intermittente qui avait épuisé ses forces. Je prescrivis donc 30 centigr. de tartre stibié dans 120 grammes de décoction de feuilles d'oranger, et recommandai de lui administrer cette mixture, édulcorée avec 32 gram. de sirop, par cuillerées à bouche, d'heure en heure. La malade vomissant ou allant à la selle chaque fois qu'elle prenait cette cuillerée, s'arrêta à la première moitié, étant d'ailleurs toute couverte de sueur et ne sentant plus aucun mal. Trois jours après, la femme Théron vaquait à ses affaires, allant même dans les rues.

7me SECTION. — *MALADIES DE L'ENCÉPHALE.*

CIX. Cadet Flory, carrossier, âgé de 55 ans environ, d'un tempérament très-sanguin et d'une constitution apoplectique, en proie depuis quelque temps à des chagrins, eut, le 30 Janvier 1838, une colère à la suite de laquelle il ressentit presque immédiatement de vives douleurs à la tête et à la région précordiale. Il sortit, au grand air, pour se soulager ; mais il fut obligé de rentrer bientôt, et m'envoya chercher. Une saignée de 360 gram., et un pédiluve alcalin le remirent comme par enchantement dans son assiette ordinaire.

CX. Le 21 Mai 1838, Louis Caventous, âgé de 3 ans, pissant contre un mur, fut froissé par la roue d'une petite charrette vide, et il tomba. Certains témoins de ce fait me dirent que la roue avait heurté le côté droit de la tête, et d'autres soutinrent qu'il n'en était rien. Je constatai la joue et la tempe droites légèrement écorchées, ainsi que le haut de la région temporo-frontale, ce qui me fit supposer que la roue avait passé sur tout le corps de l'enfant, qui, d'ailleurs, vomit non-seulement les matières de son dernier repas, mais encore des matières à moitié digérées. La voûte du crâne ne fut cependant pas fêlée, mais le coma s'empara soudain de l'enfant. C'était vers les 11 heures du matin : je fis appliquer aussitôt des compresses imbibées d'eau blanche froide ; et, le soir, le coma persistant toujours, le pouls prenant même de la plénitude, je fis apposer 20 sangsues derrière l'apophyse mastoïde droite. Le lendemain matin, je fis dissoudre 12 milligr. de tartre stibié dans une demi-pinte d'eau de veau ; et cette prescription étant réitérée quatre jours de suite, les symptômes d'inflammation cérébrale diminuèrent peu à peu. Le globe oculaire droit resta seul dévié de son axe visuel, comme pour attester l'état morbide qui avait eu lieu. Ce strabisme céda à l'application que je fis faire d'un vésicatoire à la nuque ; et, le 6 Juin, ce petit malade était parfaitement guéri.

CXI. Le 30 Décembre 1838 , à 3 heures après midi , je fus appelé auprès de Gavin, portefaix du Parc, âgé de 77 ans, qui venait de tomber du haut d'une échelle à l'aide de laquelle il chargeait l'impériale d'une diligence. Les cheveux de la région postérieure de la tête étaient teints de sang , et le cuir chevelu recouvrant l'angle supérieur de l'occipital présentait une solution de continuité, régulière, ayant 3 centimètres environ.

Sans parler du traitement chirurgical de cette plaie, dont le pourtour fut rasé , je me hâte de dire que la figure de Gavin présentait une pâleur cadavérique à mon arrivée , que son corps était froid , que son pouls battait à peine, que je ne pus obtenir du malade aucune parole. Le soin le plus urgent me parut donc de ranimer ce vieillard ; et, à cet effet, je le fis coucher, bien couvrir , et abreuver de quelques tasses de thé en infusion. Le pouls se releva peu à peu sous l'influence de ces moyens fort simples ; et, à 5 heures, je crus prudent de faire appliquer 15 sangsues derrière chaque apophyse mastoïde , des compresses trempées dans de l'eau froide, sur le sommet de la tête, et des cataplasmes bien chauds de farine de lin aux pieds. Le lendemain , 31 , le pouls ayant acquis de la plénitude et de la dureté , je pratiquai au bras gauche une saignée de 300 gram. environ, et ne permis du bouillon gras qu'en l'al-

ternant avec du bouillon maigre, des crèmes de riz
et de la tisane.

Le 1er Janvier 1839, quoique le malade eût parfaitement recouvré ses sens, et qu'il n'accusât pas
une céphalalgie très-intense, son pouls étant encore
dur, je fis appliquer autres 30 sangsues au-dessous
des apophyses mastoïdes, et je prescrivis 5 centigr.
de tartre stibié dans une pinte d'eau de veau, qui
fut bue dans la journée ; cette prescription fut
réitérée pendant deux autres jours.

Le ventre paraissant insensible à ce moyen, je
prescrivis, le 4, un demi-lavement avec 8 gram.
de follicules de séné, qui ne produisit pas plus d'effet ;
et ce ne fut qu'après avoir répété, le 5, un pareil
lavement dans lequel la dose du séné fut doublée,
que survint une évacution alvine, certes très-abondante.

A dater de ce jour, le malade entra en pleine
convalescence, et put, le 15, vaquer à une foule de
petites affaires.

CXII. M. Poujol, ancien directeur de l'entrepôt de
la ville, septuagénaire, bien conservé, d'une taille
avantageuse, d'une forte constitution et d'un tempérament mucoso-sanguin, qui, depuis plusieurs
années, me consultait souvent pour la diminution
de son appétit, de son sommeil et de sa locomotivité,
éprouva, le 11 Septembre 1839, une déviation de

la bouche vers le côté droit. Ses sœurs et ses domestiques s'en aperçurent, et m'envoyèrent chercher.
J'étais absent, et mon ami le docteur Vailhé voulut bien
me remplacer. L'imminence apoplectique lui parut
telle, qu'il pratiqua une très-large saignée du bras,
à minuit, et fit appliquer des sinapismes au gras
des jambes. Le lendemain matin, il prescrivit une
potion purgative, et, le soir, un lavement avec du
sel de cuisine, plus un pédiluve alcalin.

A mon arrivée, le 12, la déviation de la bouche
était peu sensible ; mais la langue était encore très-
embarrassée et la parole peu libre ; les facultés intellectuelles étant très-saines, j'attendis le résultat
de la thérapeutique employée par mon honorable
confrère ; mais, mon attente étant vaine, malgré la
répétition des lavements et des pédiluves, malgré
la ténuité du régime, la base de la langue étant
d'ailleurs recouverte d'une couche épaisse d'enduit
blanc et visqueux que j'avais souvent observée chez
mon client, et pour lequel je lui avais souvent fait
prendre café de pois-chiches, chicorée amère, magnésie ou ipécacuanha, *fractâ dosi* ; en outre, le
pouls conservant cette force qu'il avait habituellement
chez ce malade, et pour laquelle je lui avais souvent
conseillé des sangsues à l'anus, mais qu'il n'avait
mises qu'une fois, je pratiquai, le 14, une nouvelle
saignée du bras, et administrai sur-le-champ 1 gram.
d'ipécacuanha mêlé à 5 centigr. de tartre stibié. A la

vue de la couenne inflammatoire que présenta le sang dans le milieu du plat où il fut recueilli, je fus content d'avoir pratiqué cette seconde saignée; mais le peu d'épaisseur de cette couenne m'indiqua que je n'avais plus à en pratiquer d'autre pour le moment. Quant à l'ipécacuanha et au tartre stibié, ils ne déterminèrent pas de vomissement, mais seulement deux selles très-copieuses, jaunâtres et fétides.

Le 15, la langue étant dans le même état que précédemment, et le *stertor* de la respiration, qui m'avait déterminé à agir, la veille, se continuant, je fis appliquer, le soir, un vésicatoire à la nuque, un lavement avec du miel ayant été donné dans la journée et ayant provoqué une selle.

Le 16, la respiration fut moins stertoreuse et le pouls moins vibrant; mais cette amélioration ne se soutint pas; et, le 20, j'appliquai un vésicatoire au bras gauche.

Malgré ce moyen et l'emploi constant de crèmes de riz, de bouillons maigres alternés avec des bouillons gras, du petit-lait et autres rafraîchissants, le pouls redevint vibrant, la face s'anima, la chaleur générale augmenta, et bientôt tout le corps fut en sueur. Le malade était immobile au milieu de ces nouveaux symptômes, la bouche béante, et les yeux ne s'entrouvrant que lorsqu'on faisait appel à son intelligence. Les urines continuaient à être très-rouges et très-épaisses, ainsi qu'elles l'avaient été dans tout le cours de la maladie.

La chaleur et la sueur dont je viens de parler ayant été précédées d'un abaissement de température que je n'avais pas constaté moi-même, mais dont les assistants me rendirent compte, j'admis la possibilité de l'existence du génie périodique, et je prescrivis 8 gram. du résino-extractif de quina introduit par feu mon oncle dans la matière médicale, et de 1 gram. de sel d'absinthe, le tout pour 150 gram. de véhicule.

Cette mixture ayant été avalée d'heure en heure par cuillerées, l'assoupissement du malade, ainsi que l'animation de sa face furent moindres, le 22; mais la poitrine resta dans le même état qu'auparavant, c'est-à-dire stertoreuse et se mouvant avec précipitation. Le ventre ne s'étant pas lâché depuis le 19, et l'imminence de la mort ne pouvant être conjurée que par une forte secousse imprimée à l'économie, je prescrivis 30 centigr. de tartre stibié dans 120 gram. d'infusion de feuilles d'oranger, avec 30 gram. de sirop; et il y eut, après la troisième cuillerée de la mixture, une évacuation alvine abondante, à l'insu du malade qui devenait cadavre, de moment en moment, s'émaciant à vue d'œil, et ne sortant de son assoupissement que lorsqu'on l'en arrachait. Je lui prescrivis un troisième vésicatoire, pour le bras droit, je lui fis administrer les secours de la religion ; et, le 23, il était mort.

CXIII. Caventous, portefaix, âgé de 38 ans environ, homme fort et vigoureux, éprouva, le 26 Février 1840, à 7 heures du matin, et encore dans son lit, où il venait de se faire raser, un violent mal de tête, et du fourmillement dans la jambe droite. Vainement voulut-il se lever : il n'en eut pas la force; et, appelé auprès de lui, je le trouvai dans le décubitus le plus prononcé, les jambes à demi fléchies sous les cuisses, et celles-ci dans l'abduction la plus complète. La face était pâle, les yeux fermés, et je dus élever la voix pour obtenir quelques réponses, qui me témoignèrent une grande fatigue et un besoin senti de repos. Le pouls était peu développé, et présentait de la lenteur dans son rhythme; la température du corps était naturelle; les paupières étant successivement soulevées par une de mes mains, je constatai les pupilles dans leur état normal; enfin, lui ayant fait ouvrir la bouche, je reconnus la langue un peu sale. La gastricité était donc l'élément le plus saillant, et un vomitif était indiqué non-seulement pour la combattre, mais encore pour imprimer une secousse à toute l'économie. Il y avait pourtant des précautions à prendre pour que cette secousse ne fût pas nuisible. Tout en reconnaissant la gastricité capable de produire l'affaissement, je savais aussi

que Caventous était d'un caractère vif et emporté ;
qu'il pouvait avoir eu, la veille, quelque accès de colère
ou quelque dispute ayant réagi sur son cerveau ; son
âge, d'ailleurs, et sa force me décidèrent à faire pré-
céder le vomitif par une saignée générale. J'ouvris
donc immédiatement une veine à l'un des bras, et
fis couler 500 gram. de sang environ. J'obtins tout
aussitôt des réponses plus faciles, plus détaillées, et
le malade se donna un peu plus de mouvement ; mais
il me témoigna encore le besoin du repos. Je fis administrer 80 centigr. d'ipécacuanha et 34 milligr. de
tartre stibié, qui, mêlés et donnés dans 3 cuillerées
d'eau, provoquèrent des vomissements. Je revis
le malade, à 2 heures après midi, et il me dit être
mieux ; mais son accablement étant toujours extrême,
je prescrivis quelques sinapismes promenés sur les
extrémités inférieures ; et, le soir, le malade me
déclarant que la moindre parole le fatiguait, que sa
tête avait besoin d'être appuyée ; que, s'il la soulevait,
tout paraissait tourner autour de lui, je fis appliquer
10 sangsues sous chaque apophyse mastoïde, et des
cataplasmes de farine de lin très-chauds envelop-
pèrent les pieds, à la chute des sangsues.

Le 27, à ma visite du matin, il n'y avait pas
plus de mal, mais il n'y avait pas grand mieux ; la
saleté de la langue était plus prononcée ; je prescrivis un demi-lavement avec décoction de 8 gram.
de follicules de séné, et j'obtins une selle copieuse.

Cependant, à ma visite de l'après-midi, je fus contrarié par la persistance de l'accablement, et je prescrivis 2 pilules d'Anderson qui purgèrent abondamment. Le soir, le rhythme du pouls se rapprocha de l'état normal, et l'accablement fut un peu moindre.

Le 28, le malade me signalant la région occipitale comme point précis de douleur, je fis raser le cuir chevelu de cette région, et y fis appliquer 20 sangsues. Cette fois, le soulagement fut plus prononcé que jamais ; le malade put, peu de temps après, se tenir sur son séant sans que rien parût se déplacer autour de lui, et sans que la tête lui parût lourde.

Le 1er Mars, l'enduit de la langue étant verdâtre, visqueux et épais, le malade ne témoignant pas d'appétit, je lui prescrivis, pour le lendemain, la potion purgative de feu mon oncle, qui le purgea encore abondamment ; et, à dater du lendemain, il désira quelques aliments qu'il put digérer. Sa convalescence fut prompte, et sa guérison ne s'est pas démentie depuis lors. Caventous exerce sa profession de portefaix tout comme auparavant.

CXIV. Causse, père du confiseur dont j'ai déjà parlé, et qui, après avoir paru guéri, était mort le 15 Octobre 1839, éprouvé d'ailleurs par des revers de fortune, et doué d'une constitution apoplectique, se livrant un peu à la boisson depuis la mort de son

fils , alla se coucher , le 27 Novembre 1840 , après
avoir bien soupé ; et dut être pris, dans la nuit, des
premiers symptômes d'apoplexie ; car sa porte ayant
été enfoncée , le 28 , peu d'instants avant mon arrivée, il fut trouvé déshabillé dans son lit , au milieu
de ses excréments et de matières vomies. Les couvertures étant tombées, par suite des mouvements
que dut faire cet infortuné , son corps était tout
froid. Je constatai, en outre , une paralysie du bras
gauche , tandis que le bras droit , au contraire,
s'agitait beaucoup.

Assisté du docteur Vailhé, que l'on avait précipitamment appelé comme moi ; et, après m'être entendu
avec lui , j'ouvris la veine aux deux bras, et fis
sortir ainsi 750 gram. environ d'un sang fort épais ,
noirâtre et coulant avec difficulté. Nous nous pro-
posions de pousser la saignée jusqu'à ce que le sang
devînt, soit plus rouge, soit moins poisseux ; mais
la chose ne fut pas possible, malgré le soin avec
lequel nous malaxâmes chacun des deux bras.
Aussi la respiration resta-t-elle stertoreuse. Le malade donna bien quelques signes d'intelligence ;
car , lui ayant demandé à plusieurs reprises quelle
était la partie du corps où il éprouvait de la douleur,
il porta sa main droite à la tête et au ventre successivement : un peu de thé lui ayant été administré, il tourna
même ses regards vers moi , et balbutia mon nom ;
mais des sinapismes nombreux eurent beau être ap-

pliqués aux extrémités inférieures, le réveil de la vie ne put pas être porté plus loin, et elle s'éteignit complètement, le 29, à 4 heures du matin.

CXV. M. Hippolyte Garonne, d'une forte constitution, quoique d'une taille moyenne, ayant le tempérament très-sanguin, avait éprouvé, en 1843, une déviation de la bouche, qu'il avait observée un matin, à son lever, et pour laquelle feu le Professeur Provençal lui avait fait boire pendant quelque temps les eaux de Balaruc. Ce même praticien avait conseillé à M. Garonne un régime habituellement tenu; mais le client aimait la bonne chère; et, la déviation de sa bouche ayant cessé, il ne tint plus compte de l'avis.

Le 26 Mars 1846, M. Garonne, très-bien portant, le soir, et ayant soupé modérément, recommanda à ses domestiques de l'appeler, le lendemain matin, de bonne heure. Conformément à cet ordre, l'on frappa à sa porte; et, comme il ne répondit pas, l'on dressa une échelle contre sa croisée : on le vit étendu dans son lit, on l'entendit même parler; mais il ne se levait pas. On cassa un carreau de vitre; et, la fenêtre étant ouverte, on l'entendit dire qu'il n'était pas malade, et n'éprouvait aucune souffrance. Mais il articulait ces mots avec peine, et ne se remuait pas du tout. C'était à la campagne, entre Cette et Frontignan : on envoya chercher des médecins dans les deux localités, et le docteur Cathala, de Cette, fut le premier qu'on rencontra.

Comme il se mit en devoir de pratiquer tout aussitôt une saignée du bras, M. Garonne lui manifesta de la répugnance pour cette petite opération, disant que son père lui avait souvent recommandé de ne pas se laisser saigner dans un âge avancé, et qu'il avait 71 ans. Il céda pourtant aux observations du docteur Cathala ; et, chose remarquable ! il cessa de parler immédiatement après la saignée ; ses yeux se fermèrent ; sa respiration devint stertoreuse. Malgré ce résultat apparent de la saignée, à laquelle le docteur Guillemot de Niort attribue des inconvénients graves dans les apoplexies ; les temporales battant avec force quand j'arrivai auprès du malade, à une heure après midi, les avant-bras étant soumis à des contractures musculaires fréquentes, je hasardai une seconde saignée, avec d'autant plus de confiance que le sang de la première présentait une couenne inflammatoire épaisse ; mais je pratiquai cette seconde saignée au bras gauche, celle du docteur Cathala ayant été pratiquée au bras droit. Le sang coula facilement, et j'en obtins bientôt 200 gram. environ : je m'arrêtai là, observant moins de roideur dans le pli du coude.

Nous étant consultés avec le docteur Cathala, quelques heures après, nous administrâmes, d'un commun accord, 1 décigr. de tartre stibié dans

30 gram. d'eau, et j'en surveillai l'administration par cuillerées à café, de quart d'heure en quart d'heure, ce qui produisit bien quelques vomituritions; mais la déglutition devint de plus en plus difficile, et le malade mourut à 10 heures du soir.

CXVI. M. Charles P....., capitaine de cavalerie, à Constantine, âgé de 40 ans environ, ayant contracté, en 1841, une fièvre cérébrale annoncée longtemps auparavant par de fréquents maux de tête, obtint un congé qu'il vint passer au sein de sa famille, et pendant lequel il me consulta plusieurs fois pour la persistance de sa céphalalgie, qui l'obligeait quelquefois à passer des journées entières au lit. Vainement lui conseillai-je de s'appliquer des sangsues à l'anus et de se purger ensuite, lui signalant même l'utilité prochaine d'un séton à la nuque : M. Charles P... n'en fit rien.

Dans la nuit du 10 au 11 Janvier 1847, il dut avoir quelque perte de connaissance après des mouvements désordonnés, car il se réveilla couché sur le pavé, et son chandelier ayant roulé sous le lit. Il se recoucha, et ne se leva qu'à 6 heures du soir. Il alla souper chez sa mère, logée à une distance assez éloignée de la maison d'un de ses cousins chez qui il couchait. Il y rentra à 10 heures du soir, causa long-temps avec le domestique, et se coucha enfin à 11 heures et demie.

A 4 heures du matin, le domestique entendit du bruit dans la chambre du capitaine, et le trouva la tête hors du lit, le tronc supporté par le membre thoracique droit. Il le remit en place; mais, effrayé de sa respiration stertoreuse, il vint me chercher, après avoir toutefois confié son maître à la garde d'une autre personne.

J'arrivai à 5 heures moins un quart; et, après avoir constaté la faiblesse du pouls ainsi que la sueur froide de la face, je rejetai l'idée de toute saignée, et fis appliquer des sinapismes aux pieds, mollets et genoux, faisant boire au malade quelques cuillerées à café d'éther sulfurique. Après l'avoir ainsi ranimé, et mis en état d'ouvrir les yeux, de suivre du regard, de témoigner par des mouvements de tête qu'il comprenait certaines choses, je fis appeler le docteur Bertrand aîné, qui, comme moi, jugea la saignée contre-indiquée, et conseilla des sinapismes aux extrémités thoraciques. Nous fûmes également d'accord pour faire prendre au malade un mélange d'huile de ricin et d'eau de fleur d'oranger, à la dose de 30 gram. chaque, avec addition d'une pareille quantité de sirop. Cette potion fut avalée parfaitement, et le malade paraissait de plus en plus revenir à la vie; mais un troisième consultant ayant été appelé, et ayant proposé une saignée à laquelle le docteur Bertrand et moi nous souscrivîmes par pure déférence, 1 décigr. de tartre stibié devant

d'ailleurs être administré immédiatement après en
quatre tasses d'eau, le stertor augmenta de plus en
plus, et la mort survint à 10 heures du soir.

CXVII. Benezet, dit *le gros*, fermier de l'étang
de Bouzigues, âgé de 33 ans, d'un tempérament on
ne peut plus sanguin, d'une petite taille, à larges
épaules, et ayant le cou fort court, fut pris instantanément, le 20 Juin 1850, d'une vive hallucination
dans laquelle il crut voir son frère aîné, mort quarante
jours auparavant. Le frère lui disait de l'aider à
charger des corbeilles de poissons sur une charrette,
et il ne pouvait pas lui rendre ce service. Cette impuissance désolait Benezet, qui courait les rues en
criant son désespoir. On le porta chez lui, où je le
trouvai la face on ne peut plus animée et les yeux
hagards; le pouls n'était cependant pas développé
en raison de cette exaltation, ni même de la mus-
culature du sujet. Il soutenait encore avoir vu son
frère, et fermait les yeux de temps en temps et les
rouvrait de suite, de manière à mieux voir et à s'en
assurer toutes les fois qu'on cherchait à le dissuader
de son erreur. Il éprouvait une violente céphalalgie
dont il rendait parfaitement compte, et qu'il disait
générale.

Cette hallucination venait d'être produite par le
refus que lui avait fait un parent, d'utiliser une de ses
mules, et d'avoir pris celle d'une autre personne, le

privant ainsi du bénéfice que lui, Benezet, aurait
fait en lui louant la sienne. Cette contrariété, éprouvée
après le repas de midi, produisit sur Benezet, dont
j'ai décrit la constitution et le tempérament, une
impression d'autant plus forte, que cet homme était
ordinairement préoccupé du prix énorme qu'il était
obligé de payer chaque année pour sa ferme de
l'étang, et dans l'esprit duquel s'était joint le souvenir triste de la mort de son frère.

Quoi qu'il en soit, Benezet refusa d'abord de se
laisser pratiquer une saignée, que je lui proposai,
m'objectant qu'il n'avait jamais subi cette opération;
et que, s'il y consentait aujourd'hui, il serait obligé
de se faire saigner souvent ensuite. L'état d'exaltation
dans lequel se trouvait le malade, m'empêcha d'insister, et je me contentai de lui faire appliquer, aux
pieds, de la farine de lin délayée dans de l'eau très-
chaude, et avec addition d'un peu de farine de moutarde. Une demi-heure après, Benezet se détermina
à laisser pratiquer la saignée du bras, et je fis couler
500 gram. environ de sang, ayant soin de fermer
la veine de temps en temps avec le doigt. Malgré
cette précaution de ne pas désemplir subitement le
système sanguin, il y eut quelques mouvements
convulsifs après la saignée, et le malade s'évanouit;
mais il revint bientôt à lui, et se trouva bien soulagé.
Il reconnut, en effet, avoir eu une hallucination. Je
continuai l'application des cataplasmes très-chauds

de farine de lin aux pieds, sans moutarde, et lui fis donner de la limonade végétale pour boisson. Il passa une bonne nuit; mais il éprouvait encore, le lendemain, un poids sus-orbitaire qui lui faisait écarquiller les yeux de temps à autre. Cela me détermina à lui prescrire du nitrate de magnésie dans une pinte d'eau : il fut purgé abondamment, et sa raison devint de plus en plus saine. Cependant, la face étant encore très-animée, le 22, je fis appliquer 20 sangsues à chaque apophyse mastoïde, et recommandai de prendre un pédiluve alcalin immédiatement après.

Le 23, Benezet prit un peu de nourriture et sortit un peu de son appartement; le 24, il alla dans la campagne, mais ne put supporter l'impression du soleil, qui lui fatiguait considérablement les yeux et lui rendait même la tête lourde.

Le 25, la langue étant un peu sale, je lui prescrivis, pour le lendemain, 32 gram. de sulfate de soude qui le purgèrent copieusement; et, quelques jours après, Benezet était si bien rétabli, qu'il reprit peu à peu toutes ses nombreuses occupations. La guérison ne s'est pas démentie.

CXVIII. Le 11 Janvier 1851, à 7 heures du soir, Domerc, âgé de 31 ans, conducteur des diligences de Louis Serres et Cᵉ, tomba du haut de l'impériale, une corde avec laquelle il serrait une malle s'étant rompue. Appelé tout aussitôt, je trouvai l'œil droit très-tuméfié, avec extravasation sanguine sous la cornée transparente ; la peau du front était percée de trois trous oblongs et transversaux, au-dessus du sourcil du même côté ; du sang coulait par le nez et par la bouche.

Je fis d'abord coucher le malade ; et, comme il venait de dîner, je lui fis servir quelques tasses de thé. A 11 heures avant minuit, la réaction commençant à se faire, je lui pratiquai une saignée de 240 gram. environ au bras droit, sans que le pouls l'exigeât précisément, mais par préaution, et je fis faire des applications froides sur le côté droit de la face.

Le 12, le pouls n'était pas bondissant comme j'avais craint qu'il le devînt, d'après la force d'impulsion qui avait déterminé la chute. Cependant il était assez développé pour permettre une seconde saignée du bras, semblable à la première, et je prescrivis 32 gram. de nitrate de potasse dans une pinte de tisane de mauve, dont l'emploi fut continué les jours suivants, sans que cela produisît des évacuations alvines. Aussi, le 15, je lui fis prendre un demi-lavement purgatif.

Le 17, aucun symptôme d'inflammation cérébrale ne s'étant manifesté encore, et le malade ayant cessé depuis plusieurs jours de rendre du sang en crachant ou en se mouchant, il survint des douleurs lancinantes dans la tête, et je me hâtai de faire appliquer un vésicatoire au bras droit. Il fournit, aux panse-

ments des 18 et 19, une abondante quantité de
sérosité, et les élancements de la tête se dissipèrent
si promptement, que Domerc put, le 22, retourner
à Toulouse, où il avait sa résidence.

CXIX. Le 9 Novembre 1851, Mme Her...., âgée
de 42 ans, d'une haute taille, d'une forte constitution et d'un tempérament bilioso-sanguin, fut prise
instantanément, le matin, peu après son lever, de
défaillance d'abord et de mouvements convulsifs
presque tout aussitôt. Vainement sa sœur, qui se
trouvait seule auprès d'elle, l'interrogea-t-elle : la
malade, dont la figure devint pourpre, la respiration
précipitée, ne fit aucune réponse. Des domestiques
et des voisins complaisants furent envoyés aussitôt
à la recherche de plusieurs médecins ; et, me trouvant le plus tôt rendu auprès de la malade, je me
hâtai de lui pratiquer une saignée du bras, quoique
l'on m'apprît qu'elle était dans une époque menstruelle. Cette saignée, qui fut de 400 gram. à peu
près, et qui présenta quelques difficultés, à cause
de la roideur convulsive des avant-bras, n'eut pas
d'effet immédiat, et je fis étendre la malade sur un
lit. Le docteur Louis Saurel étant survenu sur ces
entrefaites, je m'entendis avec lui pour l'administration de quelques antispasmodiques, et le Professeur
Golfin, arrivé plus tard, les approuva. Peu à peu
l'ensemble effrayant de ces symptômes se dissipa ;

et , le soir , lorsque tous les médecins qui avions été appelés , et parmi lesquels se trouvait le docteur Jallaguier , fûmes réunis , la malade était si bien , qu'elle plaisanta beaucoup.

Le 11 Décembre , l'époque menstruelle de Mme H... fut encore marquée par des hallucinations qui se manifestèrent subitement , un matin , et pour lesquelles on m'envoya chercher. Mme H...., d'un caractère fort gai d'ailleurs , trouvait fort laides toutes les personnes qui l'entouraient , et elle leur en faisait le naïf compliment ; elle voyait doubles les objets qui ne l'étaient pas , et elle avait une loquacité ainsi qu'une agitation inaccoutumées. L'ensemble de tous ces symptômes me révéla le caractère hystérique , et une potion antispasmodique me parut devoir suffire , cette fois , le pouls ne présentant pas de plénitude anormale. En effet , Mme H.... ayant été mise au lit , et ayant alterné quelques cuillerées de sa potion avec quelques tasses d'infusion de tilleul , sa santé se rétablit parfaitement dans la journée , ainsi que le constata M. le docteur Jallaguier , avec qui nous vîmes Mme H... dans l'après-midi.

8me SECTION. — *MALADIES DE LA GORGE.*

Amygdalite.

CXX. Jean Lefèvre , âgé de 36 ans , d'une constitution et d'un tempérament sanguin , cocher de profession, éprouvant une grande gêne dans la déglutition, s'était déjà appliqué 6 sangsues au côté gauche du larynx ; mais, n'en ayant pas éprouvé de soulagement, il me fit appeler, le 26 Septembre 1839. La langue n'étant pas sale, le pouls étant peu fébrile, l'amygdale gauche étant très-tuméfiée, ainsi que la moitié correspondante du voile du palais, je compris que le malade ne s'était pas appliqué un assez grand nombre de sangsues, et je lui en prescrivis 30 derrière l'angle gauche de la mâchoire, lui recommandant de prendre un pédiluve alcalin très-chaud immédiatement après la chute des sangsues. Le lendemain, Lefèvre était guéri, et sa guérison ne s'est pas démentie, ainsi que j'ai eu occasion de le constater, le rencontrant plusieurs fois dans les rues.

Angines.

CXXI. Dans les premiers jours d'Octobre 1840, j'eus à soigner Aimé Fallot, âgé de 6 ans, et Eugène Caventous, âgé de 5 ans, éprouvant l'un et l'autre de la gêne dans la déglutition, avec fréquence dans le pouls, chaleur à la peau et inappétence. De plus, Aimé Fallot avait la voix très-rauque ; son angine était plus franchement inflammatoire ; celle de Caventous était, au contraire, plus catarrhale, la langue de celui-ci étant saburrale, tandis que celle de Fallot ne l'était pas. Je ne fis qu'appliquer des sangsues au cou du jeune Fallot, sans parler toutefois du régime ; tandis que, chez Caventous, je prescrivis, en outre des sangsues, 30 gram. de sirop d'ipécacuanha, administrés le lendemain de la saignée locale. Ces deux jeunes malades furent guéris dans la huitaine.

CXXII. Le 21 Mars 1844, Marguerite Germa, âgée de 7 ans, avait une telle tuméfaction des amygdales, et un tel endolorissement des muscles du cou, que ses parents m'envoyèrent chercher : sa langue étant sale et la fièvre peu intense, je prescrivis 32 gram. de sirop d'ipécacuanha majeur, et le fis administrer par cuillerées. Des vomissements survinrent ; et, immédiatement après, l'enfant qui, la veille, était assoupie et immobile dans son lit, voulut se lever et put le faire.

Le 25, la langue n'étant pas tout-à-fait encore dépouillée de son enduit, je prescrivis une pastille de chocolat dans laquelle entraient le jalap, le calomel et la scammonée, à la dose de 1 décigr. chaque.

Le 26, l'enfant était en parfaite santé.

CXXIII. Le 26 Février 1840, à 7 heures du soir, je fus appelé auprès d'Albanie Dufour, âgée de 6 ans environ, enrhumée depuis le 22, mais ayant continué à sortir jusques à la veille. Le timbre de la voix de cette enfant ressemblait beaucoup au son que produirait un marteau frappant sur un chaudron.

Bien plus, de fausses membranes étaient expulsées par les efforts de la toux. La langue était peu sale ; mais le pouls était fréquent, même pour un enfant ; la peau était chaude ; Albanie accusait de la douleur au larynx, ce qui ne l'empêchait pas de jouer, dans l'intervalle des quintes de toux. Je fis appliquer 4 sangsues de chaque côté du larynx ; et, immédiatement après, je fis administrer une potion avec 5 centigr. de tartre stibié, 32 gram. de sirop d'ipécacuanha, et 8 gram. de *polygala seneca*, bouillis dans 240 gram. d'eau. Cette potion, donnée par cuillerées à bouche, de demi-heure en demi-heure, provoqua des vomissements et l'expulsion de beaucoup de fausses membranes, que la mère et la jeune malade même saisissaient avec les doigts, allant les chercher jusque dans l'arrière-gorge.

La journée du 27 se passa dans ce travail d'expulsion de fausses membranes, et 8 autres gram. de *polygala seneca* furent encore employés en décoctions, mais sans tartre stibié ni sirop d'ipécacuanha ; une seconde application de 8 sangsues fut faite sur les côtés du larynx, et toute la face antérieure de cet organe fut couverte d'onguent napolitain.

Le 1er Mars, l'enfant ayant consommé 40 gram. de *polygala seneca* avec 150 gram. de sirop d'ipécacuanha et 5 centigr. de tartre stibié, ayant eu 120 gram. d'onguent napolitain sur le cou, indépendamment des 16 sangsues, et ayant beaucoup expulsé de fausses membranes par la bouche, ayant poussé plusieurs selles, se trouvait assez bien ; mais ce jour-là même les poumons s'engouèrent, et la mort devint imminente dans la journée. Vainement fis-je appliquer, à la partie interne des cuisses, deux vésicatoires actifs qui produisirent une grosse ampoule : le danger était si grand, le 2 au matin, que je proposai la trachéotomie, à laquelle la mère ne voulut pas consentir. Je fis, dès lors, appliquer un vésicatoire sur le sternum, en dessous duquel s'entendait un râle aussi prononcé que l'ébullution d'une machine. A midi, touché par les mouvements de désespoir de l'enfant, qui agitait ses pieds et portait ses mains au cou en disant, avec sa voix presque éteinte, que tout son mal était là, j'insistai de nouveau sur l'urgence de l'opération, et l'aurais peut-être obtenue ; mais survint une tante qui en détourna la mère..... A 3 heures, Albanie était morte.

CXXIV. Le 12 Juillet 1840, à 3 heures de l'après-midi, je fus appelé auprès de Clara Gaillard, âgée de 7 ans, indisposée depuis plusieurs jours. Sa voix était rauque et sa respiration trachéale, mais l'enfant n'accusait pas de douleur au gosier. Sa face, au lieu d'être animée, était pâle ; son pouls n'était ni plein ni développé, et ne présentait que de la fréquence. Aussi les parents furent-ils surpris de m'entendre dire que cette enfant était en danger de mourir ; et, quand je leur reprochai de m'avoir consulté si tard, ils me dirent que, le matin encore, elle avait déjeuné avec appétit. Je prescrivis 180 gram. d'infusion de *polygala seneca* avec addition de 32 gram. sirop d'ipécacuanha et 5 centigr. de tartre stibié. J'obtins ainsi des vomissements et des selles ; mais la gêne de la respiration continua à s'aggraver de plus en plus ; le pouls devint de plus en plus petit ; la température s'abaissa ; et, j'eus beau faire promener des sinapismes sur les extrémités tant inférieures que supérieures, appliquer même des vésicatoires aux bras, l'enfant mourut dans la nuit du 13 au 14.

Je ne pus faire l'autopsie cadavérique ; mais ayant examiné avec soin et à plusieurs reprises l'isthme du gosier dans les moments où l'imminence de la suffocation agitait l'enfant et lui faisait ouvrir largement la bouche, je constatai l'absence de toute rougeur dans la muqueuse du gosier.

CXXV. Appelé, dans la nuit du 23 Mars 1841, auprès d'Ernestine Bru, âgée de 27 mois, j'appris de sa maman que cette enfant toussait depuis plusieurs jours ; mais que, depuis quelques heures seulement, sa toux avait pris le caractère rauque et sibilant qui caractérise le croup, et qui avait déterminé à m'envoyer chercher. La rougeur de toute la muqueuse, et un sentiment de douleur constante à la région laryngée, sur laquelle l'enfant portait la main, me déterminèrent, ainsi que la chaleur de tout le corps, la vélocité du pouls et l'anxiété de la malade, à faire appliquer 8 sangsues sur les parties latérales du larynx, et des cataplasmes de farine de lin et de farine de moutarde mélangées, aux coudes-pieds, immédiatement après la chute des sangsues. L'émission sanguine fut si abondante, que l'enfant eut un peu de syncope vers les 6 heures du matin, et que je fus obligé de lui faire donner une cuillerée de vin sucré pour la ranimer. Mais aussi le bruit de sifflet effrayant qu'avait la respiration cessa, et l'enfant, laissée tranquille, se trouva mieux. A 8 heures, pourtant, l'auscultation me révélant un râle muqueux assez prononcé vers le haut de la trachée-artère, je fis étendre sur toute la région antérieure du cou 8 gram. d'onguent napolitain.

A 9 heures, le docteur Batigne, en l'absence de qui j'avais été appelé, se joignit à moi, et m'engagea à continuer les onctions mercurielles, qui furent portées à 24 gram. en tout; et, sans parler de la convalescence, qui fut longue, parce que cette enfant avait habituellement le tube digestif en mauvais état, il suffit de dire que l'angine ne réclama pas d'autre moyen thérapeutique, et que l'enfant, âgée aujourd'hui de 11 ans, est très-bien portante.

CXXVI. Cécile Rigaud, âgée de 27 mois, d'une forte constitution, indisposée depuis quelques jours, et à qui j'avais prescrit quelques cuillerées de sirop d'ipécacuanha, fut prise, le 16 Février 1851, d'une gêne considérable de la respiration avec un bruit croupal qui effraya les parents, et les détermina à me reconduire l'enfant. Ils ne me trouvèrent pas, et allèrent chez le docteur Vailhé, qui prescrivit 8 sangsues à la région antérieure du cou. Ces sangsues furent apposées au bas de la région cervicale, et ne soulagèrent par conséquent pas comme si elles avaient été mises au lieu indiqué.

Le 17 au matin, on vint me chercher en toute hâte, et je fus frappé de la voix croupale, en tout semblable à celle que j'ai indiquée chez Albanie Dufour. Je fis appliquer 8 autres sangsues sur les côtés de la région laryngée même. Immédiatement après la chute des sangsues, je fis prendre par cuillerées 5 centigr. de tartre stibié dans 240 gram. d'eau, où je fis bouillir et infuser 8 gram. de *polygala seneca*. Cette potion ne détermina que quelques vomissements de matière porracée, et je la réitérai le soir en portant à 1 décigr. la dose de tartre stibié. Je fis en même temps appliquer de l'onguent napolitain sur toute la région antérieure du cou. La respiration fut meilleure, et l'enfant dormit un peu. Je fis donner un lavement avec une décoction de follicules de séné, qui produisit une selle jaunâtre et grumeleuse. Je recommandai d'appliquer des cataplasmes de farine de lin très-chauds, et saupoudrés avec un peu de farine de moutarde, aux pieds et aux mollets successivement.

Le 18 au matin, l'enfant était mieux, et je réitérai la potion, avec 1 décigr. de tartre stibié, qui, cette fois, détermina des vomissements de matières glaireuses; mais, le soir, le caractère strident de la respiration était aussi prononcé que la veille. La face était bien animée, mais je n'osai pas réitérer l'application des sangsues, et je prescrivis 15 centigr. de tartre stibié dans 240 gram. d'eau où bouillirent et infusèrent 8 gram. de *polygala seneca*; je fis continuer l'emploi de l'onguent napolitain dont 32 gram. avaient été déjà consommés, et j'appris de la mère que ces frictions étaient douloureuses pour la région laryngée. Je prescrivis de véritables sinapismes aux bras et un nouveau demi-lavement avec la décoction de séné.

Le 19, à 7 heures du matin, la respiration était meilleure, et je réitérai la potion avec 15 centigr. de tartre stibié, insistant sur l'emploi de l'onguent napolitain et du demi-lavement purgatif. Je permis ce qu'on appelle *eau bouillie* et du jus de pruneaux. Le soir, l'enfant était assez bien; les quelques cuillerées d'*eau bouillie* et de jus de pruneaux qu'avait prises la jeune malade déterminèrent des vomissements porracés et glaireux.

Le 20 au matin, l'enfant était encore mieux que la veille; et, comme depuis deux jours elle prenait la potion stibiée avec répugnance, je substituai à cette potion 40 centigr. de calomel en deux doses, dont une fut donnée à midi, et l'autre à 4 heures, dans du miel. A ma visite du soir, l'enfant n'avait poussé qu'une selle ; encore même fallut-il un demi-lavement pour la déterminer. Je prescrivis donc encore, pour la nuit, du calomel à la dose de 1 gram., en quatre prises.

Le 21, j'appris qu'il n'y avait presque pas eu de purgation ; et, craignant que cela provînt d'un excès d'irritation de la muqueuse digestive, je ne prescrivis que des bouillons maigres.

Le 22, j'en fis autant ; mais l'enfant n'allait pas mieux ; sa respiration était toujours bruyante dans le larynx ; les arcades dentaires étaient souvent agitées avec grincement, et l'enfant frottait à tout instant son nez avec le dos de ses mains. Je prescrivis, pour le lendemain, 32 gram. d'huile de ricin qui purgèrent abondamment. Le soir, je trouvai l'enfant dans une prostration d'autant plus inquiétante, que la respiration n'était pas meilleure. Je fis appliquer tout aussitôt une mouche de Milan à chaque bras.

Le 24, la respiration était bien meilleure ; et, la langue étant encore saburrale, je réitérai la prescription de l'huile de ricin, à la dose de 32 gram., pour le lendemain matin.

Le 25, cette huile, quoique ayant abondamment purgé la malade, ne l'avait pas affaiblie comme l'avant-veille ; et, le 26 au soir, je me crus autorisé à prescrire une troisième fois les 32 gram. d'huile de ricin pour le lendemain matin.

Le 28, l'enfant était très-bien, et entra, à dater de ce jour, en pleine convalescence. Elle jouit depuis lors de la plus brillante santé.

En résumé, elle a pris 45 centigr. de tartre stibié, 1 gram. et demi de calomel, et 96 gram. d'huile de ricin.

9ᵐᵉ SECTION. — *MALADIES DE LA POITRINE.*

Hémoptysies.

CXXVII. Louis-Baron Bon, colporteur de toiles, âgé de 18 ans, me fit appeler, le 15 Octobre 1838, à l'auberge du *Petit-Provençal* où il était logé, et je le trouvai au lit, avec un petit mouvement de fièvre. Il me dit tousser assez, cracher en proportion de sa toux, et suer un peu, le tout plus la nuit que le jour. Sa face était terreuse, mais ses yeux exprimaient la vie. Aussi je l'engageai à se lever, et à prendre une nourriture légère. Je lui prescrivis l'usage de bouillons frais, avec escargots. Le 23, il vint me trouver, se sentant beaucoup mieux, et je l'engageai à rentrer au sein de sa famille ; mais, le 24, il m'envoya chercher encore, ayant craché beaucoup de sang, que je vis près de son lit. Je lui pratiquai au bras une saignée de 180 gram., et lui prescrivis 120 gram. de looch blanc avec addition de 4 gram. de baume de Tolu.

Le 25, l'hémoptysie s'étant renouvelée, je réitérai la saignée, et substituai au looch de la veille 120 gram. d'émulsion avec 30 gram. de conserve de roses et 4 gram. de cachou. Les crachats devinrent moins sanguinolents ; mais ils ne cessèrent tout-à-fait de l'être que le 4 Novembre ; et je dois dire que la dose de cachou fut portée progressivement jusqu'à 16 gram.

L'aubergiste, à qui j'avais cru devoir dire que la maladie de ce jeune homme pouvait être grave, ayant averti ses parents, qui étaient de l'Aveyron, ceux-ci arrivèrent le 6, et leur présence fut un baume salutaire pour le malade ; car il put, dès leur arrivée, quitter son lit, manger et sortir avec eux. Le 14 Novembre, il fut assez bien pour repartir.

CXXVIII. Mlle Irma Flory, âgée de 19 ans, d'un tempérament éminemment lymphatique, ayant déjà plusieurs fois été traitée, par feu mon oncle, pour des symptômes thoraciques qu'il avait heureusement combattus à l'aide de bouillons faits avec quelques escargots, fut prise, le 20 Octobre 1838, de toux avec expectoration sanguinolente, sans fièvre. Je la mis à l'usage des mêmes bouillons qui avaient été prescrits, dans le temps, par feu mon oncle ; et, au bout d'une douzaine de jours, les crachats devinrent de moins en moins sanguinolents. Cette période d'acuité étant passée, je prescrivis l'oxide d'or dont il fut pris 15 centigr. dans un mois et demi, et la malade se rétablit parfaitement.

Toutefois, je dois à la vérité de dire qu'elle a succombé plusieurs années après ; mais je ne sais quelle est la maladie qui l'a enlevée, attendu que je ne l'ai pas soignée alors.

CXXIX. Dans la nuit du 11 au 12 Décembre 1839, Mᵐᵉ André, sage-femme, âgée de 29 ans, fut éveillée par une forte toux à la suite de laquelle elle vomit. Ayant allumé sa bougie, elle fut effrayée à la vue du sang qu'elle avait rendu, et m'envoya chercher. Elle continuait à tousser et à cracher du sang vermeil, venant évidemment de la poitrine, à la partie supérieure de laquelle elle éprouvait une forte chaleur. Le pouls était très-petit, et les pieds froids. Ayant lieu de craindre que cette hémoptysie ne fût symptomatique d'une phthisie pulmonaire que son tempérament lymphatique pouvait aussi faire soupçonner, et à laquelle avait succombé son mari, je me gardai tout autant de recourir aux réfrigérants sur le thorax ou à la limonade frappée de glace, qu'à la saignée, et je prescrivis des cataplasmes très-chauds de farine de lin, avec addition d'un peu de moutarde, aux pieds. Je formulai en même temps une potion avec

l'eau de laitue (90 gram.), le sirop de grande consoude (30 gram.), le cyanure de potassium (5
centigr.), et l'eau de Rabel (10 gouttes).

Cette potion , administrée d'heure en heure par
cuillerées à bouche , fut continuée jusqu'au 14 , jour
où les crachats cessèrent tout-à-fait d'être sanguinolents. Mais comme la toux se continuait, je continuai
aussi le cyanure de potassium dans du looch blanc.

Le 16 , l'auscultation m'ayant révélé de la matité
dans le lobe moyen du poumon gauche , et y ayant
eu réapparition du crachement de sang , par suite
d'une émotion, je fis appliquer un vésicatoire camphré
au bras gauche.

Le 19, les crachats étant de nouveau sanguinolents,
je prescrivis des sinapismes à la partie interne des
cuisses.

Le 20, l'hémoptysie n'étant pas arrêtée , et les
diverses explorations que j'avais faites, de la poitrine,
me confirmant de plus en plus dans l'idée d'une
phthisie pulmonaire dont l'hémoptysie n'était que
symptomatique , je déterminai la malade à entrer
à l'hôpital St-Éloi , où elle mourut en Février 1840.

CXXX. Le 21 Décembre 1840, la femme Sigaud
porta dans mon cabinet un de ses enfants , âgé de
2 ans , et venant de cracher , à plusieurs reprises ,
sans cause connue , du sang très-rutilant. Elle me
dit même que pareille chose était arrivée quelques

mois auparavant, l'enfant se trouvant à Lunel ; mais que, cette première fois, l'hémoptysie avait été attribuée à un effroi qui avait aussi fait sortir une éruption du cuir chevelu.

La santé de cet enfant ne me paraissant pas compromise par cette expuition sanguine, je me contentai de prescrire du sirop de grande consoude, et des cataplasmes aux pieds avec de la farine de lin très-chaude. Le lendemain, l'expuition sanguine ne s'était pas reproduite, et elle ne reparut même plus. L'enfant dut prendre pendant quelque temps des bouillons avec une carotte, un cœur de laitue, quelques tranches de rave, une pincée de fleurs de bourrache, et trois ou quatre limaçons. Il a aujourd'hui 13 ans, et se porte bien.

CXXXI. Dans la nuit du 7 au 8 Juin 1850, je fus appelé, au *Tapis-Vert*, pour une demoiselle, âgée de 10 ans, qui vomissait du sang. Elle avait été conduite de Beaucaire, dans la journée même du 7, à l'effet de la faire consulter à Montpellier, les parents la croyant atteinte d'un simple catarrhe chronique, avec irritation du tube digestif. La jeune malade accusait une vive douleur, au côté gauche de la poitrine ; le pouls était plein, sans être dicrote ; la température était plutôt élevée que basse, malgré la quantité considérable de sang vomi.

La douleur du thorax me parut être le siége du

15

pars mandans de l'hémorrhagie , et je crus devoir modérer ce *pars mandans* par l'application immédiate de 8 sangsues. Je cherchai, en outre, à le détourner par des applications (aux pieds et aux genoux successivement) de farine de lin délayée dans de l'eau bouillante. Enfin, je prescrivis 120 gram. de looch blanc, avec addition de 1 décigr. de tannin, à prendre par cuillerées à bouche, de quart d'heure en quart d'heure. L'hémoptysie céda à ces moyens.

Néanmoins , à 10 heures du matin , j'eus une consultation avec M. le Professeur Golfin; et la malade se trouvait si bien en ce moment, que nous pûmes l'examiner avec attention. Nous constatâmes d'abord que la moitié latérale gauche du thorax était sensiblement plus étroite que la moitié latérale droite ; en second lieu, la colonne vertébrale était déviée à droite dans le haut de sa région dorsale ; les battements du cœur s'entendaient outre-mesure dans tout le thorax, même à droite ; la respiration était mêlée quelquefois de bruits sibilants, et ne paraissait pas se faire dans tous les points.

Nous diagnostiquâmes une phthisie scrofuleuse héréditaire, attendu que la mère de cette enfant nous dit avoir aussi craché plusieurs fois du sang , et avoir eu , dans son enfance, des abcès scrofuleux.

Nous prescrivîmes de la tisane de lichen aromatisée avec l'émulsion de quelques amandes amères , et un looch dans lequel entraient la digitaline et le cyanure de potassium, à la dose de 1 décigr. chaque.

La journée du 8 continua à se bien passer, ainsi que la nuit suivante, le sang ne paraissant que dans les crachats.

Le 9, l'enfant se trouvait si bien, qu'elle voulut être mise sur son séant pour faire des découpures ; mais tout à coup, à 3 heures de l'après-midi, un nouveau vomissement de sang survint avec tant d'intensité, que l'enfant succomba instantanément.

Pleurodynie compliquée d'hystérie.

CXXXII. Le 20 Juillet 1849, Mme De Langlade, âgée de 47 ans, n'étant presque plus réglée, d'un tempérament sanguin et d'une constitution dans laquelle les proportions du corps sont loin d'être en harmonie avec la hauteur de la taille, rentra chez elle très-fatiguée et toute suante ; le lendemain, elle ressentit une vive douleur sous le sein gauche. De l'avoine torréfiée et brûlante fut mise dans un sachet ; et, appliquée sur le point douloureux, elle soulagea considérablement la malade. Mais une susceptibilité nerveuse extrême s'éveilla : Mme De Langlade avait toujours peur sans savoir de quoi ; elle passa plusieurs nuits sans dormir. Je fis appliquer 6 sangsues au haut de chaque cuisse, et prescrivis une potion avec les eaux distillées de cerises noires, de laitue et de valériane , à la dose de 32 gram. chacune, et avec addition de pareille quantité de sirop de nymphæa. Immédiatement après l'application des sangsues , la respiration fut beaucoup moins précipitée qu'elle n'était auparavant ; mais l'auscultation m'ayant révélé un peu de râle muqueux dans les deux côtés de la poitrine , je fis appliquer successivement un vésicatoire à chacun des deux bras , et l'accablement dans lequel était la malade diminua d'une manière notable. Du looch blanc , de la tisane pectorale , des crèmes de riz et un peu de bouillon gras , furent donnés depuis le premier jour , et la malade ne sentait encore , le 1er Juillet , aucun besoin de prendre une alimentation plus substantielle. Sa langue d'ailleurs étant couverte d'un enduit blanchâtre , je prescrivis, ce jour-là, la potion purgative de feu mon oncle ; et , à dater de ce jour, l'appétit revint à peu près normal. Mais il survint, peu de temps après , une toux opiniâtre que je combattis avec des bouillons d'escargots, et la guérison fut complète vers le milieu du mois d'Août.

L'hystérie était si prononcée chez cette dame , qu'elle m'a dit avoir cru , avant l'application des sangsues , son abdomen entr'ouvert et rempli d'un liquide bouillonnant.

Pleurésies.

CXXXIII. Conte, âgé de 32 ans, ayant été, le 3 Avril 1845, surpris par la pluie, s'arrêta dans une métairie où il se chauffa bien ; mais, en sortant de cet abri, il se refroidit encore, et éprouva bientôt une douleur sous le sein droit. Appelé auprès de lui, le 4, je ne trouvai ni le pouls assez plein, ni la langue assez sale pour me déterminer à agir avec énergie, et je me contentai de prescrire le repos au lit, l'abstinence de tout aliment, une infusion de violettes, et des frictions sur le point douloureux avec un liniment ammoniacal.

Le pouls ne se développa assez, pour exiger une saignée, que le 6 ; et, ce jour-là, je tirai 400 gram. environ d'un sang irisé d'abord à sa surface, et puis présentant la couenne pleurétique. Il est même à remarquer que le sang avait été recueilli dans une cuvette à large circonférence, et que ladite couenne blanchâtre présenta toute l'étendue de cette circonférence.

Le soir, la douleur persistant, je fis appliquer 15 sangsues sous le sein droit.

Le 7, la langue étant sale, le matin, je prescrivis 12 décigr. d'ipécacuanha pulvérisé et divisé en trois doses qui, prises à dix minutes de distance l'une de l'autre, firent abondamment vomir le malade, après quoi il survint d'abondantes sueurs. Malgré cela, la douleur sous-mammaire persista encore, et je prescrivis 15 autres sangsues, à ma visite du soir. Elles se gonflèrent bien ; et de leur piqûre sortit une grande quantité de sang, pendant toute la nuit.

Malgré cela, le 8, à ma visite du matin, je trouvai le pouls tendu comme une barre de fer, et je pratiquai au bras une nouvelle saignée de 300 gram. environ. La couenne pleurétique était tout aussi prononcée cette fois que la première. Cependant la douleur sous-mammaire disparut complètement, et la maladie fut jugulée. Il n'y eut plus qu'à diriger le régime du malade, dont la santé fut parfaite à la fin du mois.

CXXXIV. Marion ****, âgée de plus de 60 ans, d'une frêle constitution, ayant eu déjà plusieurs points pleurétiques, éprouva, dans la soirée du 20 Février 1846, du frisson, et puis une douleur sous le sein droit tellement vive, que Mme Chambon, chez qui Marion était cuisinière, me fit appeler à minuit. Le pouls était trop peu développé pour pratiquer une saignée du bras, et la langue n'était nullement saburrale. Je fis donc appliquer 12 sangsues sur le point douloureux.

Le 21, la douleur pleurétique était moindre, mais elle persistait ; il y avait de la matité dans la résonnance du thorax (côté malade), un peu d'égophonie et

fréquence de respiration, du côté opposé. Je ne prescrivis pourtant que la continuation du looch blanc
et de la tisane pectorale que j'avais déjà prescrits dans
la nuit; mais, le 22, la douleur persistant encore,
je fis appliquer 12 autres sangsues; et, malgré cela,
je n'obtins pas la résolution désirée. Je fus donc
obligé, le 24, de faire appliquer un large vésicatoire
sur les piqûres des sangsues. Ce vésicatoire fournit
beaucoup de sérosité pendant plusieurs jours, et la
guérison fut si rapide, que, le 1er Mars, Marion
put descendre à sa cuisine.

CXXXV. Louis Poujet, âgé de 3 ans, indisposé
depuis quelques jours, entra, le 3 Avril 1847, dans
une agitation très-prononcée en certains moments :
il prononçait des mots entrecoupés, et criait sans
motifs. On me fit appeler, et je trouvai le pouls de
cet enfant, dont l'embonpoint me frappa d'ailleurs,
plein et accéléré. J'appris qu'il avait eu, la veille,
des vomissements, et qu'il se frottait souvent le nez
avec le dos de sa main. Pensant que son état morbide
était dû à la présence de matières glaireuses, ou peut-
être même à des vers dans l'estomac, je prescrivis
tout de suite 32 gram. d'huile de ricin qui ne produisirent aucune évacuation, et je fis appliquer des
cataplasmes très-chauds de farine de lin à la plante
des pieds.

Le 4, je prescrivis 32 gram. de sirop d'ipécacuanha par cuillerées, et je fis appliquer un cataplasme de farine de lin sur le ventre préalablement frictionné avec de l'huile. A ma visite du soir, je trouvai l'enfant endormi, ayant toujours les joues fort rouges. On me dit qu'il avait vomi des glaires et un peu de sang ; qu'il avait également poussé une selle.

Le 5 au matin, j'appris que l'enfant avait passé une bonne nuit, n'ayant eu ni rêvasseries ni mouvements désordonnés. Il avait poussé plusieurs selles ; il avait les yeux bien ouverts, et je constatai l'état normal des pupilles ; il consentit à me montrer sa langue, qui était fort sale dans les deux tiers postérieurs. Je prescrivis encore 32 gram. d'huile de ricin, qui cette fois purgèrent abondamment. Mais, dans la nuit du 6 au 7, l'agitation dans laquelle l'enfant avait été d'abord se reproduisit ; il poussa encore des cris sans motifs et sans indiquer le point où il souffrait lors même qu'on le lui demandait. Le 7, à ma visite du matin, informé de tout cela, je fis appliquer 6 sangsues un peu au-dessus de l'ombilic ; mais je n'en obtins aucun succès. Le soir, j'en fis appliquer 8 autres sur le même point, et prescrivis en même temps 1 décigr. de calomel, plus 20 centigr. de jalap et autant de scammonée.

Le 8 au matin, les parents m'apprirent qu'il avait été purgé, mais qu'il avait continué à être inquiet. Je le trouvai d'ailleurs dans cet état, la figure pâle, moins les joues, qui cependant étaient moins animées que par le passé. Le jeune malade suivait très-bien du regard tout ce qui se passait autour de lui, et n'était pas du tout dans le coma. Je persistai à croire le siége du mal dans le ventre ; car, celui-ci était à peine pressé, que l'enfant criait, et ses muscles se contractaient. Je prescrivis donc 32 gram. d'onguent napolitain en frictions sur l'abdomen. Ce moyen paraissant rendre le ventre plus souple, je le continuai; mais le pouls devint de plus en plus filiforme, et l'enfant s'éteignit. Il mourut à 6 heures du soir.

Autopsie cadavérique. — Ayant obtenu d'ouvrir le cadavre de cet enfant, afin de savoir si c'était l'abdomen ou bien la tête qui se trouvaient le siége de l'irritation qui avait déterminé l'agitation extrême et les criailleries du jeune malade, je ne fus pas peu surpris de voir sortir une grande quantité de sérosité citrine aussitôt que le scalpel eut été engagé dans le thorax pour couper les cartilages des côtes, vers le côté droit. Le sternum ayant été enlevé, toute la plèvre droite se montra couverte de fausses membranes, tant vers les côtes que sur le poumon ; celui-ci était même un peu tassé, un peu diminué de volume par l'épanchement pleurétique. Ces fausses membranes, d'un blanc grisâtre, étaient très-épaisses et s'étendaient jusqu'aux médiastins. Le côté gauche de la poitrine était très-sain.

Quoique l'abdomen fût aussi tendu après la mort

qu'il ne l'eût jamais été pendant la maladie, nous ne trouvâmes dans son intérieur aucune trace de péritonite ; les intestins seuls présentaient de la rougeur dans certains points de leur tunique interne.

Le crâne ayant été scié, nous ne trouvâmes qu'un peu d'injection sanguine aux méninges, et du pointillé rouge dans la substance cérébrale.

En résumé, la mort de ce sujet me parut, ainsi qu'à M. Alquié, qui voulut bien m'assister dans cette autopsie, due à une pleurésie aiguë ; et cependant, le malade n'en avait présenté aucun symptôme pendant sa vie. Il est vrai que, le trouvant dans une espèce de délire, je ne supposai pas le thorax être le siége du mal, et n'auscultai pas cette cavité.

CXXXVI. Le 14 Février 1849, je fus appelé auprès de M. Scipion Bertrand, âgé de 26 ans, qui avait éprouvé du frisson le 11, et puis une difficulté extrême de respirer, avec douleur intense provoquant des cris aigus toutes les fois qu'il y avait de la toux. Cette douleur était aux hypocondres et à la région lombaire. Le malade était couché sur le dos et ne pouvait pas se remuer sans réveiller la douleur. Son regard exprimait l'angoisse : sa figure était pâle, ses narines rétrécies, sa respiration saccadée, son cou tendu. Le pouls était vibrant, mais non plein et développé ; d'ailleurs l'artère radiale battait bien plus faiblement à gauche qu'à droite ; la langue était recouverte d'un enduit grisâtre des plus épais ; les conjonctives étaient légèrement colorées en jaune.

Toutes ces circonstances me firent penser que j'avais à combattre une inflammation de la plèvre tapissant le diaphragme, et que cette inflammation était sous la dépendance d'un état bilieux. La première indication me parut donc être de faire vomir le malade, et je prescrivis, à cet effet, 5 centigr. de tartre stibié mêlés à 1 gram. d'ipécacuanha bien pulvérisé, le tout devant être divisé en trois paquets dont chacun fut pris à dix minutes d'intervalle l'un de l'autre.

Le malade, abondamment évacué par le haut et par le bas, fut un peu soulagé le soir.

Le 15, la douleur de l'hypocondre gauche ayant seule persisté, je prescrivis 8 sangsues *loco dolenti*, et fis recouvrir leurs piqûres avec un cataplasme de farine de lin.

Le 16, la région lombaire étant redevenue le siége d'une vive douleur, j'y fis appliquer aussi 8 sangsues, et je soulageai aussi promptement le malade que je l'avais fait la veille. La respiration, devenue de moins en moins entrecoupée, était de plus en plus facile ; la peau était halitueuse ; les urines devinrent rouges et épaisses du 17 au 19. Elles reprirent leur limpidité le 20. L'expectoration fut toujours exempte de la plus légère strie sanguine; la toux fut peu fréquente.

Le 23, le pourtour des lèvres se couvrit de croûtes noirâtres; le pouls était à peu près normal; mais la langue était toujours couverte d'un enduit sale et épais; il y avait constipation depuis le 15. La maladie paraissait donc à peu près terminée, et je crus n'avoir plus qu'à remettre les voies digestives en bon état. Je prescrivis donc, indépendamment des bouillons d'herbes que le malade prenait depuis que je le soignais, alternativement avec des crèmes de riz et des bouillons de pois-chiches; je prescrivis, dis-je, des lavements émollients; et, le 26, j'obtins deux selles abondantes.

Malgré cela, l'état du malade ne continua pas à s'améliorer; et, le 27, l'expectoration, qui jusqu'à ce jour avait été verdâtre, devint sanguinolente. Je crus d'abord que ce sang de l'expectoration venait des fosses nasales; mais il se reproduisit les jours suivants; et l'auscultation, à laquelle je n'avais pas eu recours encore parce que les symptômes et le succès des moyens thérapeutiques m'avaient suffisamment éclairé; l'auscultation, dis-je, me révéla, dans le lobe moyen du poumon droit, un point d'hépatisation que je constatai également par la percussion. J'appliquai immédiatement un vésicatoire sur ce point, et ses effets furent si efficaces, que, dans les premiers jours de Mars, les crachats revinrent à leur couleur normale , et que l'expectoration fut à peu près nulle vers le 10. La guérison fut complète à la fin du mois.

Apoplexie pulmonaire.

CXXXVII. Appelé, dans la nuit du 19 au 20 Octobre 1846, à l'hôtel du *Tapis-Vert*, où était logé M. Pastrée, septuagénaire, d'une forte constitution, d'un tempérament très-sanguin et d'un gros embonpoint, je le trouvai hors de son lit, où il n'avait pas pu rester ; sa respiration était bruyante et sa parole entrecoupée. A peine me vit-il , qu'il me dit être assassiné par ses enfants : cette idée qui le préoccupait se rattachait à un réglement d'affaires pour lequel il était venu à Montpellier. Je tâchai de le calmer par quelques paroles d'abord , et lui pratiquai ensuite une saignée du bras , de 300 gram. environ. La parole devint tout aussitôt plus libre et la respiration moins suspirieuse. Je fis appliquer des sinapismes aux coudes-pieds ; et , dans la journée , je m'interposai comme médiateur entre lui et ses enfants, afin de calmer son moral.

Le 21 , la respiration n'étant pas encore tout-à-fait normale, je fis appliquer 10 sangsues à l'anus, et avaler une bouteille d'eau de Sedlitz immédiatement après.

Le 22 , le malade était si bien, que je pus l'aboucher

avec ses enfants, et faciliter ainsi le réglement d'affaires qui le préoccupait tant.

Le 26, il partit pour Bessan, parfaitement guéri.

Pneumonies.

CXXXVIII. Dominique Gros, âgé de 52 ans, d'une constitution grêle et d'un tempérament muqueux, que j'avais guéri plusieurs fois de pneumonie, me fit appeler le 22 Novembre 1837. Il était alité depuis le 18 ; sa respiration était si bruyante, que je pensai d'abord à lui appliquer un vésicatoire actif à chaque bras ; mais, pour ne pas l'effrayer, je n'en prescrivis qu'un le matin, et je remis au soir l'application de l'autre. Les crachats étaient visqueux, mais non sanguinolents. Rien n'annonçait une fin prochaine, et cependant le malade la présageait. Dans la nuit du 24 au 25, la respiration devint encore plus pénible que les jours précédents ; et, malgré un troisième vésicatoire que je fis appliquer sur la région sternale, malgré des sinapismes qui furent promenés sur les extrémités inférieures, le malade était mort à 4 heures du soir.

CXXXIX. Comte, portier de la fabrique de M. Zoé Granier, au pont Juvénal, âgé de 68 ans, fut pris, le 17 Juin 1838, de frissons dans tout le corps, et de douleurs vagues dans les articulations ; le 18, il éprouva, au côté gauche de la poitrine, une douleur fixe qui l'obligea de s'aliter et de me faire appeler. La douleur n'avait pas son siége accoutumé : au lieu de répondre aux 4e et 8e vraies côtes, elle se faisait sentir dans les cartilages réunis des fausses côtes, et venait se perdre dans le flanc jusqu'à l'ombilic. Ce n'était donc pas une pleurésie ordinaire, et le diaphragme paraissait participer à l'inflammation de la plèvre. Le malade avait fait porter 10 sangsues ; et, quoique je n'espérasse pas beaucoup dans elles, parce que la langue était sale et que l'indication principale était de faire vomir, je les fis appliquer, vu l'heure avancée et l'éloignement de la ville. Le 19, on me fit prier, de bonne heure, de retourner auprès du malade qui n'avait été nullement soulagé par les sangsues, et qui n'avait pu fermer l'œil de toute la nuit. La douleur thoracique qui l'en avait empêché me paraissant être sous la dépendance d'un état saburral, et le pouls étant peu développé, je prescrivis 1 gram. d'ipécacuanha qui, divisé en trois paquets, fit abondamment vomir le malade, et le soulagea comme par enchantement. Le surlendemain, j'administrai un purgatif ; et, le 24, le malade était parfaitement guéri.

CXL. M. Rives, âgé de 62 ans, d'une forte constitution et d'un tempérament sanguin, sous-bibliothécaire au Musée-Fabre, que j'avais déjà soigné, en 1833, pour une pneumonie, contracta, dans les premiers jours de Janvier 1839, un rhume qu'il négligea d'abord, et ne me consulta que le 14 Février, parce que, en outre de la toux qui le fatiguait, il éprouvait des alternatives irrégulières de froid et de chaud. De plus, il n'avait pas d'appétit; sa langue était sale, le pouls irrégulier, la peau chaude. Je le fis mettre au lit, lui prescrivis 120 gram. de looch blanc avec addition de 20 centigr. de kermès minéral, et ne lui permis pour nourriture que des crèmes de riz alternées avec des bouillons de pois-chiches.

Le 15, je fis appliquer un vésicatoire au bras gauche; et, le 16, j'en prescrivis un pour le bras droit.

Le 17, les urines continuant à être bien rouges, le pouls fébrile, la peau chaude, les crachats rouillés, et l'âge de l'individu, paraissant encore plus vieux qu'il ne l'était, me faisant craindre l'emploi de la saignée générale, je prescrivis 30 centigr. de tartre stibié dans 160 gram. de décoction de feuilles d'oranger. 9 cuillerées de cette mixture, à laquelle j'avais fait ajouter 32 gram. de sirop, ayant été administrées à une heure de distance l'une de l'autre, il survint des selles abondantes et fétides, des sueurs générales et un grand affaiblissement. Je fis suspendre cette mixture, et prescrivis une tisane pectorale.

Le 18, le pouls avait repris un rhythme à peu près normal; la peau était restée souple; les crachats cessèrent d'être sanguinolents ; la langue était large et humide ; le malade se sentait bien.

Le 19, la face étant animée, le pouls présentant de la dureté, enfin l'indication des antiphlogistiques se montrant de nouveau, je fis administrer, par cuillerées, d'heure en heure, le reste de la potion émétisée, et les symptômes inflammatoires se dissipèrent. Des vésicatoires, le gauche fournit peu de suppuration ; le droit en fournit davantage. L'expectoration se faisait bien, et les crachats étaient de bonne nature ; mais, le 21, le pouls reprit de la dureté, et la face de la rougeur : je prescrivis de nouveau 30 centigr. de tartre stibié dans 120 gram. d'infusion de feuilles d'oranger ; et, des selles copieuses étant encore survenues après l'administration de deux cuillerées seulement de la nouvelle mixture, le malade marcha, dès ce moment, vers la guérison, sans aucune entrave. En effet, le 23, il put rester hors de son lit pendant quelques heures, et prendre du bouillon de viande ; le 24, il joignit des pruneaux à son régime ; le 25, des potages ; et, enfin, le 1er Mars, M. Rives reprit ses fonctions au Musée.

CXLI. Par suite du surcroît de fatigue qu'éprouva la femme de Vialla, en le soignant dans une maladie, elle éprouva une lassitude générale, de l'inappétence et puis des frissons, enfin de la gêne dans la respiration, et une douleur au creux épigastrique. Cette

femme me fit consulter par son mari, le 27 Septembre
1840, et je ne lui prescrivis que de la tisane pectorale. La toux et la dyspnée ayant augmenté d'intensité dans la nuit du 27 au 28, à tel point que la
malade n'avait pas pu rester couchée dans son lit,
et avait préféré être assise sur une chaise, l'on vint
encore me demander des conseils. Mais on me dit
que c'était la douleur épigastrique qu'accusait le plus
la malade; et le diagnostic me paraissant, d'après
ce, difficile à établir, je me rendis auprès de la
femme Vialla, alors mayre de M. Barlet, et je constatai une vraie fluxion de poitrine du côté droit,
avec un épanchement qui distendait les muscles
intercostaux, au point que la douleur de cette dis-
tension se faisait sentir jusqu'à l'épigastre. Je fis tout
aussitôt appliquer 12 sangsues, non pas à la région
épigastrique, mais sous le sein droit, où la douleur
était aussi perçue, quoique avec moins de violence,
et je prescrivis l'application, le lendemain, d'un
large vésicatoire sur les piqûres des sangsues. Peu
après le premier pansement du vésicatoire qui fournit
un écoulement considérable de sérosité, la respiration fut beaucoup plus facile, et la douleur épigastrique cessa.

Il est presque inutile de dire que je fis faire usage
du looch blanc; mais il ne l'est pas d'ajouter que
je fis toujours prendre du bouillon gras à cette ma-

lade, à cause de l'état de faiblesse dans lequel elle était déjà quand elle tomba malade.

Le 10 Octobre, pendant sa convalescence, la femme Vialla ayant reçu la visite de l'un de ses enfants avec lequel il y avait eu auparavant de la froideur, il survint du délire pendant la nuit, et il reparut sous le sein droit une vive douleur que je combattis encore par l'application de 12 sangsues et d'un nouveau vésicatoire sur le point douloureux. Celui-ci ne cédant pas aussi rapidement que la première fois, je fis appliquer un vésicatoire au bras droit; et, la malade étant très-émaciée, son pouls petit, je recommandai de soutenir ses forces par de petits potages, quelques pruneaux et du laitage.

Le 16, je la revis et la trouvai mieux; la toux et les crachats étaient moindres, le sommeil meilleur et sans rêves, le pouls moins fréquent, la figure plus expressive; mais la douleur se faisait encore sentir sous le sein droit, et je prescrivis un quatrième vésicatoire en cette région.

Le 1er Novembre, la femme Vialla, quoique fort pâle et peu forte, vint à Montpellier se croyant guérie; mais, le 22, elle me consulta encore sur la persistance d'une douleur dans le côté droit de la poitrine, avec cuisson ardente. Je lui fis appliquer entre les deux omoplates un large emplâtre de poix de Bourgogne avec 1 gram. de tartre stibié.

Le 28, son mari m'apprit que la douleur avait notablement diminué, et elle disparut peu à peu.

CXLII. Cadet Flory, âgé de 58 ans, d'une constitution athlétique, et d'un tempérament fort sanguin, était encatarrhé depuis quinze jours au moins sans avoir discontinué complètement ses occupations de charron, lorsqu'il me fit appeler, le 3 Octobre 1841. Son pouls était plein, sa peau chaude et sèche; il toussait beaucoup et éprouvait de la douleur dans les deux côtés de la poitrine; les crachats étaient visqueux, et l'auscultation annonçait un commencement d'hépatisation dans les deux poumons. La plénitude du pouls, et surtout la rougeur de la face, par laquelle le sang paraissait aller se faire jour, indiquaient une large saignée; mais je ne pus obtenir que quelques gouttes de sang qui se coagulèrent soudain. Et qu'on ne croie pas que cela fut ainsi parce que je ne sus pas ouvrir assez largement la veine : déjà, trois ans auparavant, j'avais largement saigné ce sujet menacé, le 30 Janvier 1838, d'une attaque d'apoplexie. L'impossibilité de tirer du sang cette fois-là provenait évidemment de la plasticité de ce fluide. Je cherchai donc à diminuer cette plasticité par des boissons délayantes; mais je n'obtins ainsi que de la diaphorèse; et les crachats s'étant montrés sanguinolents, le 5, il fallut bien recourir à un succédané de la saignée que j'avais tentée vainement une seconde fois, et je prescrivis 60 centigr. de tartre stibié dans 180 gram. d'infusion de feuilles d'oranger, avec addition de 30 gram. sirop de menthe, le tout à prendre par cuillerées, d'heure en heure. Cette mixture détermina des selles aussi abondantes que fétides, et la toux diminua ; le malade put dormir plusieurs heures durant la nuit.

A ma visite du matin, le 6, le pouls était moins plein, la face moins animée, les douleurs thoraciques moins vives. Je prescrivis une nouvelle mixture avec 75 centigr. de tartre stibié.

Le 7, le pouls était devenu presque normal; la toux avait presque cessé complètement; les crachats étaient redevenus verdâtres ; la langue était humide ; la peau halitueuse, et les évacuations alvines moins fétides. Je portai la dose de tartre stibié à 90 centigr.

Le 8, j'appris qu'il y avait eu quelques stries de sang dans une selle de la veille ; mais je n'en continuai pas moins à élever la dose du tartre stibié, que je portai à 1 gram., la respiration n'étant redevenue parfaite que dans le poumon gauche, et le poumon droit présentant encore un peu de râle sibilant.

Le 9, la mixture de la veille ayant encore déterminé des selles sanguinolentes, et même quelques vomissements glaireux, malgré 30 gram. de sirop diacode que j'avais substitués au sirop de menthe, je diminuai la dose du tartre stibié; et n'en prescrivis que 75 centigr. Je fis même incorporer ceux-ci dans 120 gram. de looch blanc, à cause de la répugnance du malade. A l'aide de ce stratagème, il prit les 75 centigr. de tartre stibié, et ne poussa que trois selles dans les vingt-quatre heures.

Le 10, le looch avec les 75 centigr. de tartre stibié fut continué, les crachats étant toujours abondants; et le malade ne poussa encore que trois selles dans les vingt-quatre heures.

Le 11, je réduisis la dose du tartre stibié à 50 centigr.; et, le 12, je supprimai tout-à-fait ce sel, les crachats n'étant presque plus visqueux.

Mais ils redevinrent vitrés et verdâtres, le 14, et je prescrivis de nouveau 50 centigr. de tartre stibié dans 120 gram. de looch blanc, dont le malade ne prit néanmoins que le tiers; les deux autres tiers furent pris les deux jours suivants; et, quoique administré à plus faible dose, le tartre stibié produisit encore des selles abondantes. A dater de ce moment, le malade entra en pleine convalescence, et sa guérison fut parfaite le 18.

CXLIII. Louis Panafieu, garçon perruquier, âgé de 16 ans, d'une taille assez haute, mais grêle, d'un tempérament mucoso-sanguin, éprouva, dans les derniers jours de Juillet 1843, une douleur dans tous les muscles de l'épaule droite et de la région sus-claviculaire. Cette douleur se faisait surtout sentir dans le mouvement d'inspiration. Le malade crachait assez abondamment du sang, et le pouls était plein, dur et fréquent, la peau couverte de sueur ; la langue présentait un enduit blanc jaunâtre ; tout l'abdomen était douloureux. L'élément inflammatoire prédominant l'élément bilieux, je pratiquai, dès ma première visite (1er Août), une large saignée du bras, et mis le malade à l'usage d'une décoction de violettes et de bourrache, ne lui permettant que des crèmes de riz légères pour nourriture. Dès le soir même, les crachats furent moins teints de sang.

Le lendemain (2 Août), je prescrivis 1 gram. d'ipécacuanha en trois doses, à prendre de dix en dix minutes. Les vomissements furent copieux, et il y eut une selle ; les crachats cessèrent complètement d'être colorés en rouge.

Le 3, la douleur de l'épaule se fixa sous le sein, et je fis appliquer 15 sangsues et un cataplasme de farine de lin qui la calmèrent notablement.

Le 4, le pouls conservant de la dureté, les urines étant rouges, l'élément inflammatoire, en un mot, n'étant pas dompté, je craignis de revenir aux émissions sanguines chez un jeune homme dont le développement n'était pas achevé (car le médecin doit aussi penser à la convalescence), et je prescrivis 60 centigr. de tartre stibié dans 120 gram. de décoction de feuilles d'oranger, avec addition de 32 gram. de sirop de menthe.

Cette potion fut administrée par cuillerées à bouche,

d'heure en heure, et toute autre boisson fut interdite, pour éviter le vomissement. Celui-ci n'eut effectivement pas lieu, mais chaque cuillerée produisit une selle ; et les matières alvines, d'abord moulées et dures, furent bientôt diarrhéiques, grumeleuses et fétides.

Le 5, n'osant pas plus insister sur l'emploi de l'émétique que sur celui de la saignée, je recourus aux frictions mercurielles, et je fis employer 24 gram. d'onguent napolitain, en douze heures, sur le côté droit de la poitrine, qui fut recouvert ensuite avec du coton en rame.

Le 6, la douleur sous-mammaire était presque nulle ; le pouls était moins dur ; la langue se dépouilla de son enduit, et les urines furent claires. En résumé, le malade était beaucoup mieux, et il le sentait bien. Je lui permis de faire alterner ses crèmes de riz avec un peu de bouillon de veau, et sa décoction de violettes avec du sirop d'orgeat.

Le 8, malgré l'emploi continué jusqu'à ce jour de l'onguent napolitain, à haute dose, l'auscultation me révéla de l'engouement au côté droit de la poitrine, sous le sein même où le malade éprouvait une si vive douleur. J'y fis appliquer immédiatement un large vésicatoire qui désengoua complètement le poumon. Il ne resta plus, après cela, qu'à diriger l'alimentation et à soutenir les forces. Celles-ci revinrent assez promptement, et le malade put sortir, le 11, pour se promener; il reprit ses occupations à la fin du mois.

CXLIV. Marc Thomas, jeune marié, âgé de 26 ans, et exerçant la profession d'éclusier dans les marais de Lattes, d'une forte constitution quoique d'un tempérament assez lymphatique, étant en sueur dans la matinée du 26 Mai 1844, but un verre d'eau froide. Peu de temps après, il éprouva un frisson, et le soir une douleur pongitive sous le sein droit. Il se coucha aussitôt, et m'envoya chercher. Je le trouvai sans fièvre ni autre symptôme, et je fis appliquer 15 sangsues sur le point douloureux.

Le 27 au matin, la langue prit une teinte blanche, mais sans enduit; et cet aspect micacé m'indiqua plutôt une disposition inflammatoire qu'un embarras gastrique. Le soir, en effet, le pouls s'éleva, et je fus obligé de pratiquer au bras une saignée de 360 gram. environ, le 28 au matin. Le sang que je retirai fut très-noirâtre, se coagula très-vite, ne donna, même après douze heures de repos, que peu de sérum, mais il ne présenta pas la couenne inflammatoire. Le soir de ce même jour, la douleur reparut, mais au-dessus du sein : je lui opposai 12 sangsues énormes qui tirèrent bien plus de sang que je n'en avais extrait, le matin, par la lancette. Cependant le pouls ne s'affaiblit pas; il devint, au contraire, de plus en plus vibrant et tendu, la peau étant très-chaude et sèche. Aussi je pratiquai une

seconde saignée du bras, le 29 au matin ; et , le soir
du 29 , mandé pour une douleur des plus aiguës qui
se déclara sous les dernières fausses-côtes du côté
droit et en arrière, trouvant le pouls dans le même
état , je pratiquai une troisième saignée du bras,
de 360 gram. encore.

Quel ne fut pas mon étonnement , le lendemain
matin , 30 , de voir le caillot du second verre dans
lequel avait été reçu le sang de cette troisième saignée
recouvert d'une couenne si décolorée , qu'on l'eût
prise pour une tranche de citron ! Le pouls étant
toujours aussi roide et aussi plein , la peau aussi
chaude, l'auscultation me révélant un commencement
d'hépatisation vers le milieu du poumon droit , et
les crachats étant sanguinolents , je pratiquai une
quatrième saignée du bras ; et, malgré ces sous-
tractions réitérées de sang, le malade rendit, peu
de temps après , des gorgées considérables de sang,
sa sœur, qui elle-même était fort souffrante, étant
venue le voir, et cette visite inattendue ayant ému
le malade.

Le Professeur Golfin, que je fis appeler en consultation, approuva toutes les émissions sanguines
à l'aide desquelles j'avais combattu la congestion
pulmonaire, ainsi que les attractifs rubéfiants que
j'avais placés dès le matin aux extrémités inférieures,
et la tisane pectorale, les loochs blancs, sans parler
de l'abstinence complète de tout aliment. Il ne me

proposa que de l'eau de veau pour calmer l'éréthisme nerveux qui se joignait à l'état congestif.

Le soir du 30, le malade, dont les facultés intellectuelles étaient assoupies depuis la veille, dont les paupières étaient souvent fermées, et qui, sentant la gravité de son état, avait reçu avec plaisir les secours de la religion, eut des rêvasseries avec délire; il voulait se lever du lit à tout instant. Malgré la crainte de la prostration qui devait bientôt succéder à cet état, le pouls étant toujours tendu et presque dicrote, car le Professeur Golfin avait, sur ce signe, annoncé une épistaxis, je pratiquai une cinquième saignée du bras, à 10 heures. Certes, quoique j'y fusse autorisé par ce que je viens de dire et par la couenne inflammatoire qu'avait encore présentée le caillot de la quatrième saignée, j'éprouvais de grandes inquiétudes ; et, m'étant éveillé à 3 heures du matin, je m'empressai d'aller voir le malade. Son pouls était plus calme, une douce transpiration s'était établie, et je fus heureux de le trouver dans un état plus satisfaisant.

L'ayant revu, le 31, à 3 heures du soir, et l'ayant trouvé dans cet état de *collapsus* que devaient entraîner mes nombreuses saignées tant générales que locales, et auquel se joignait un tremblement nerveux des lèvres et autres parties du corps, le Professeur Golfin me proposa d'administrer à ce malade un peu de sulfate de quinine associé au camphre et à l'extrait de tête de pavot rouge. J'y consentis d'autant plus volontiers, que je craignais une liaison entre la maladie de Marc Thomas et celles de sa mère, de sa sœur et de son frère, survenues presque simultanément, et ayant toutes un cachet typhique, c'est-à-dire de stupeur. Nous formulâmes donc 8 pilules contenant chacune 1 décigr. de sel de quinine, 5 centigr. de camphre, et 2 centigr. d'extrait de tête de pavot rouge. Une de ces pilules fut donnée chaque deux heures.

Le 1er Juin, le malade sortit de son assoupissement par des interpellations, me dit souffrir encore du côté droit de la poitrine, côté où le bruit respiratoire continuait à être bien peu sensible, mais sans aucun râle. Le pouls se laissant déprimer, je crus opportun de faire appliquer un large vésicatoire sur le côté malade. Ce vésicatoire fut mis à 11 heures du matin; et, à 3 heures après midi, quand, avec le Professeur Golfin, je revis Marc Thomas, il nous dit être sorti du danger où il s'était senti la veille; et quoique, les yeux toujours fermés, il se mêlât un peu à la conversation que le Professeur Golfin entama avec son père. Nous prescrivîmes autres 8 pilules dans lesquelles nous supprimâmes l'extrait de tête de pavot rouge, et continuâmes toutes les autres prescriptions béchiques.

Le 2 et le 3, les facultés intellectuelles se réveillant peu à peu, et les symptômes de la pneu-

monie diminuant aussi, je permis quelques potages,
et, plus tard, quelques lavements qui déterminèrent,
le 9, des selles mêlées de sang évidemment exhalé
à l'époque où la turgescence sanguine était générale,
car les autres évacuations alvines ne furent plus
colorées en rouge.

Le 15, pendant les quelques heures que le malade passait hors de son lit, il éprouva aux mollets
de fortes crampes qui se reproduisirent les jours suivants, et que je combattis heureusement à l'aide de
la teinture antispasmodique de feu mon oncle, administrée en frictions.

Quelques jours après, il survint de la toux évidemment étrangère à la pneumonie, et que je fis
disparaître à l'aide de mouches de Milan placées à
chacun des deux bras successivement.

Le 25, le pouls était encore fréquent, la peau
sèche et les forces nulles. Le malade aurait beaucoup
mangé ; il était très-altéré : je lui prescrivis du lait
de chèvre cru et nouvellement trait ; mais il fut vomi
à plusieurs reprises, et je le fis discontinuer.

Le 1er Juillet, Thomas eut assez de force pour
aller chez sa mère ; mais, le 2, il observa de l'œdème
à ses pieds. Reportant alors mon attention sur l'organe qui avait été primitivement malade, je constatai, par l'auscultation, que la respiration se faisait
très-mal dans le lobe moyen du poumon droit, qu'il
y avait un peu de pectoriloquie, et la percussion

m'y révéla de la matité. Une collection se trouvait donc en ce point : de quelle, nature était-elle ? Quelques jours après, une grande quantité de pus fut vomie. Rappelé en consultation, le Professeur Golfin reconnut le cas aussi grave que je l'avais indiqué aux parents du malade, et il proposa l'usage des sirops de polygala de Virginie, dépuratif de Portal, et celui dit de *quina*, mêlés en parties égales, et pris à la dose d'une cuillerée à bouche, trois fois le jour. Nous fûmes également d'accord pour substituer à l'eau gommée, que je faisais déjà boire au malade, une décoction de lichen d'Islande édulcorée. Le malade commença ces remèdes le 15 Juillet, l'expectoration purulente qui avait succédé au vomissement de même nature étant déjà moindre ; et, soit que ces toniques eussent cicatrisé la caverne en relevant les forces générales, soit que la Nature eût seule fait les frais de la cicatrisation, la santé de Thomas s'améliora de jour en jour. Il put aller au Vigan, et en revint parfaitement rétabli. Il jouit, depuis lors, de la plus brillante santé.

CXLV. La femme Galtier, âgée de 42 ans, d'une forte constitution, d'un tempérament nervoso-bilieux, fut prise, le 25 Octobre 1845, presque immédiatement après avoir pétri, d'une vive douleur à la partie postérieure du côté droit du thorax. Elle ressentit du frisson, se coucha, et m'envoya cher-

cher, le soir. La fièvre étant peu forte, et la malade
fort vaporeuse, je me contentai de prescrire 30 gram.
d'eau de laitue, autant de celle de cerises noires, et
autant de sirop de nymphæa, à prendre par cuillerées, d'heure en heure. La nuit fut tranquille ; mais
il survint de la toux le lendemain ; et, le soir du
26, la douleur persistant, la malade précisant même
que cette douleur était interne, je fis appliquer sur le
point douloureux 12 sangsues qui produisirent un
très-bon effet ; mais, le 27, la malade accusa une
nouvelle douleur à la partie antérieure du thorax,
sous le sein droit, et il y eut des crachats sanguinolents. La pneumonie était méconnaissable; il n'était
besoin de recourir, pour la constater, ni à l'auscultation ni à la percussion ; mais le pouls n'était ni plein
ni dur, et ne présentait que de la fréquence. Il n'y
avait donc pas indication suffisante pour la saignée
générale ; et, le soir de ce même jour (27), quoique
la face fût animée, que la douleur persistât, ainsi
que les crachats sanguinolents, je ne pus recourir
qu'à la saignée locale, et je fis appliquer 2 autres
sangsues sur le nouveau point douloureux, en recommandant de bien envelopper les pieds de cataplasmes bien chauds de farine de lin, immédiatement
après la chute des sangsues, afin de détourner la
fluxion sanguine portée sur le poumon. La douleur
fut allégée par la combinaison de ces deux moyens,
mais les crachats continuèrent à être très-sanguino-

lents ; et, le 29 au matin, la douleur sous-mammaire n'avait pas entièrement disparu.

Comment arrêter la pneumonie chez un sujet dont l'état du pouls ne me permettait pas la saignée générale, et auquel j'avais appliqué 24 sangsues en trois jours? Je fis mettre dans 160 gram. d'infusion de feuilles d'oranger 30 centigr. de tartre stibié, et la malade prit quatre cuillerées de ce mélange, à deux heures de distance l'une de l'autre. Les trois premières cuillerées firent vomir des matières jaunâtres, fort amères, et la quatrième fit pousser une selle très-fétide. La malade fut dans un tel état de faiblesse après l'évacuation alvine, que l'on vint me chercher, et je fis suspendre la potion qui, d'ailleurs, avait fait disparaître tout-à-fait la douleur.

La nuit du 29 au 30 fut bonne, presque sans toux et sans crachats ; ceux-ci présentèrent bien, le soir, un peu de sang, mais ce sang était fibrineux et non dilué ; il ne colorait pas la totalité des crachats, parfaitement blancs ; il y était seulement surajouté. La menstruation reparut le 30 ; tout continua à bien aller ; et quand l'époque menstruelle fut passée, la malade fut complètement guérie (4 Novembre).

CXLVI. Le 28 Octobre 1845 , dans la soirée, je fus appelé auprès de Malzac, âgé de 44 ans, d'un tempérament bilioso-sanguin , et d'une constitution frêle , quoique exerçant les fonctions d'homme de peine. Il avait une pneumonie bien caractérisée par des crachats sanguinolents et une douleur pongitive, au côté droit de la poitrine. Le malade n'étant alité que de l'avant-veille, son pouls était plein, dur et fréquent, je pratiquai tout de suite une large saignée, et prescrivis 120 gram. de looch blanc.

Le lendemain, 29, la plénitude du pouls et l'aspect couenneux, lardacé même, du sang de la saignée de la veille, que j'avais fait garder, me déterminèrent à pratiquer une seconde saignée.

Le 30, le sang de la saignée de la veille fut bien couenneux; mais le pouls était moins dur. Je fis appliquer 12 sangsues sur le point douloureux.

Il y avait, dans cette maladie, un autre élément que l'inflammatoire, et cet autre élément était bien caractérisé par un enduit jaunâtre de la langue et par la diarrhée. Je dus donc combattre cet élément bilieux, puisque la douleur du thorax n'avait pas cédé aux antiphlogistiques; et, à cet effet, je prescrivis 30 centigr. de tartre stibié dans 160 gram. de décoction de feuilles d'oranger. A peine le malade eut-il avalé deux cuillerées à bouche de cette mixture édulcorée avec 32 gram. de sirop, qu'il éprouva des nausées, des vomissements, et des évacuations alvines. Après celles-ci, il fut couvert d'une sueur froide, et près de tomber en défaillance. Je fus appelé soudain, et trouvai le malade fort alarmé. Je fis discontinuer la potion émétisée, reprendre le

17

looch blanc, une tisane pectorale, des bouillons
maigres alternés avec des bouillons gras. Les crachats restèrent fort sanguinolents pendant deux jours;
mais l'effet dérivatif de la potion émétisée se continuant sur le tube digestif, et se manifestant par des
selles quotidiennes, les crachats devinrent peu à peu
incolores, la douleur thoracique disparut, et le malade entra bientôt en convalescence.

CXLVII. Mme Thuilier, âgée de 63 ans, n'ayant
jamais été malade jusqu'à ce jour, quoique d'une
constitution frêle, s'évanouit, le 25 Mars 1846, et
se sentit ensuite toute moulue. Elle éternua fréquemment, se moucha beaucoup, et prit enfin le parti de
garder le lit, se mettant même à la diète et à l'usage
de la tisane d'orge. Appelé, le 26, auprès d'elle, je
trouvai la langue sale, mais le pouls à peu près normal.
Il y avait une toux qui, les jours suivants, devint
de plus en plus intense, et s'accompagna d'une expectoration visqueuse et verdâtre très-abondante jusqu'au 5 Avril; mais il n'y eut jamais de douleur dans
la poitrine. Les urines, naturelles d'abord, devinrent
de plus en plus rouges et sédimenteuses. J'eus beau
faire boire largement une infusion de pariétaire et de
fleurs de bourrache, ainsi que des bouillons de pain
alternés avec des crèmes de riz : les urines restè-
rent telles jusqu'au 1er Avril. A dater de ce jour, elles
devinrent de plus en plus claires et abondantes.

A dater du troisième jour, en même temps que la toux et l'expectoration s'étaient établies, il s'était établi aussi une transpiration qui, favorisée par les tisanes et les bouillons maigres, avait été fort salutaire.

Malgré cela, le 30 au soir, je trouvai le pouls dur et fréquent; et, le 31, il y eut quelques gorgées de sang. Je prescrivis 120 gram. de looch blanc, et surveillai de plus près la malade, que j'avais jusqu'à ce jour considérée comme atteinte de simple catarrhe; mais, à ma visite du soir, le pouls, qui déjà, le matin, s'était présenté bien meilleur que la veille au soir, était redevenu à peu près normal. L'expuition de sang ne s'était plus renouvelée, les crachats furent rarement rouillés.

L'enduit sale de la langue s'étant maintenu jusqu'après la cessation de toute expectoration, je purgeai la malade; et, le 15 Avril, elle fut parfaitement guérie.

CXLVIII. Mlle Vernet, institutrice, âgée de 32 ans, d'une santé fort délicate, rentra chez elle, le 14 Mars 1847, toute transie de froid, et ayant un violent mal de tête. Elle se coucha, et une certaine toux qu'elle avait habituellement devint plus forte, fut même accompagnée d'une douleur pongitive sous le sein droit. Je fus appelé, le 15, et je trouvai la peau chaude et halitueuse, le pouls plein et dur. La

malade accusait des douleurs dans toutes les articulations, et la douleur du côté droit de la poitrine se
portait souvent à l'épigastre et dans les flancs. Je
me contentai d'abord de prescrire une tisane pectorale, et l'abstinence absolue de tout aliment; mais,
le 16, la toux devenant de plus en plus fatigante,
et les crachats ayant quelques stries de sang, je
pratiquai au bras droit une saignée que je bornai à
200 gram. environ, tant il me répugnait de saigner
cette malade, à cause de la délicatesse de sa constitution qui m'était bien connue. Je prescrivis, en
outre du looch blanc et de la tisane pectorale, 4
gram. de nitrate de potasse dans 500 gram. de décoction de chiendent.

Le 17, la douleur thoracique persistant, et le
pouls étant encore plein, je fis appliquer 12 sangsues
sous le sein droit, et portai le nitrate de potasse à la
dose de 8 gram. Les urines devinrent abondantes, la
chaleur incommode de la peau diminua, le pouls fut
plus souple, et la douleur thoracique disparut. Je
continuai pourtant encore, le 18, l'emploi du nitrate
de potasse dont je portai même la dose à 12 gram.;
mais, le 19, la maladie me paraissant domptée,
car il ne restait que la toux habituelle de la malade,
je supprimai le nitrate de potasse, et repris le looch
blanc ainsi que la tisane pectorale. A dater de ce
jour, je n'eus plus qu'à relever les forces de la malade, et à diriger son alimentation. Mlle Vernet fut

assez bien guérie, dans les premiers jours d'Avril,
pour reprendre la surveillance de son pensionnat.

CXLIX. Le 17 Mars 1847, ayant été appelé auprès de la femme de Vergez, employé du télégraphe,
je la trouvai alitée depuis le 14 au matin : ses joues
étaient fort rouges, son pouls très-fréquent, mais
peu développé. L'aspect de cette femme me fit penser
qu'elle avait une constitution délicate, car sa figure
était osseuse et ses avant-bras grêles. Sa respiration était courte, et l'état de sueur dans lequel se
trouvait la malade me détourna de l'idée d'ausculter
sa poitrine. J'appris qu'elle éprouvait une douleur
pongitive sous le sein droit, et qu'elle toussait beaucoup depuis le 14 au matin. La maladie avait commencé ce jour-là par des vomissements ; mais elle
devait couver depuis quelque temps ; car, depuis
quelque temps aussi, la femme Vergez éprouvait de
la lassitude dans tous les membres. L'état de la
langue était bon.

Je n'osai, pas plus ici que chez M¹¹ᵉ Vernet, tirer
du sang ; et, comme chez la première, je prescrivis
le nitrate de potasse, mais à la dose de 8 gram. tout
d'abord dans 500 de décoction de chiendent.

Le 18, la toux et la douleur sous-mammaire avaient
diminué ; mais la sueur étant toujours extrême et
la face fort animée, je fis appliquer des cataplasmes
bien chauds de farine de lin aux pieds, et fus obligé

de remplacer le nitrate de potasse, qui répugnait à la malade, par du looch blanc.

Le 19, la douleur sous-mammaire reparut et se propagea jusqu'à la région dorsale. La toux devint même si pénible, le 20, que je me crus dans la stricte obligation d'apporter un prompt secours à la malade. Mais son état de faiblesse générale m'interdisait l'emploi des saignées même locales, et il y avait encore trop d'acuité dans sa maladie pour employer les vésicatoires au bras. Je me décidai donc, le 21 au matin, à prescrire 30 centigr. de tartre stibié dans 90 gram. d'infusion de feuilles d'oranger, avec addition de 30 gram. de sirop, le tout devant être administré par cuillerées à bouche, de deux en deux heures. La première cuillerée de cette mixture produisit une évacuation alvine très-abondante et très-fétide. Une seconde cuillerée produisit des vomissements. Les 3e, 4e, 5e, 6 et 7e furent tolérées. Dès le lendemain, 22, il n'y eut plus ni douleur thoracique, ni toux, ni sueurs, ni animation de la face; et, à dater de ce moment, je n'eus plus qu'à diriger la convalescence de la malade, qui, guérie parfaitement, et n'ayant plus rechuté, est bien comme je me l'étais figurée le premier jour où je la vis dans son lit, c'est-à-dire d'une petite taille et d'une constitution très-frêle.

CL. M. Galtier, âgé de 65 ans, d'une frêle constitution, mais n'ayant presque jamais été malade, d'un tempérament bilioso-nerveux, éprouvait, de temps à autre, de la céphalalgie, quand, le 15 Avril 1850, il s'administra lui-même 32 gram. d'huile de ricin.

Éprouvant, à la suite de ce purgatif, une chaleur incommode à la peau et de la sécheresse à la langue, sans diminution de sa céphalalgie, il m'envoya chercher, le 16. Il y avait déjà *coma* et un peu de délire : la langue n'étant pas saburrale, et le pouls étant concentré, je fis appliquer immédiatement 12 sangsues à chaque apophyse mastoïde : le malade fut soulagé.

Le 17, le malade n'ayant plus ni coma ni délire, se plaignit d'une douleur sous le sein droit ; et, le lendemain, l'expectoration fut sanguinolente.

Le 18, aussitôt que le malade voulait prendre le sommeil, ou qu'il était livré à lui-même, il avait un peu de délire qu'il attribuait, ainsi que sa femme, à la diète sévère qu'il gardait depuis plusieurs jours. Quant à moi, reconnaissant là le cachet de l'ataxie, et ne pouvant pas d'ailleurs me départir de la diète sévère, j'eus recours au musc, et en prescrivis 12 décigr. en 6 pilules. On administra une de ces pilules chaque trois heures ; et, sous l'influence de ce médicament, le *subdelirium* disparut, des sueurs abondantes survinrent, l'expectoration cessa d'être sanguinolente, la douleur sous-mammaire droite ne se fit plus sentir, et la convalescence fut si rapide, à l'aide des tisanes pectorales, des crèmes de riz, des bouillons de poulet, etc. , que M. Galtier put sortit impunément, le 1er Mai. Tombé malade plusieurs jours après M. J. Martel, dont la maladie offrit beaucoup moins de gravité, ainsi qu'on peut s'en convaincre en relisant son histoire (p. 82), M. Galtier a été guéri beaucoup plus tôt.

CLI. Jean Guisard, portefaix, à forte constitution, âgé de 28 ans, s'étant baigné, le 23 Juin 1850, alors qu'il était tout en sueur, ressentit, le lendemain, une douleur profonde sous le sein droit. Son pouls n'étant pas plus développé que ne le comportait sa constitution athlétique, je ne le saignai pas, et me contentai de lui prescrire 20 sangsues sur le point douloureux. Il en fut soulagé d'abord ; mais, le 26, la douleur reparut ; et, le pouls n'étant pas plus développé qu'auparavant, je fis appliquer un large vésicatoire sur les piqûres des sangsues. La douleur disparut encore ; et, le 27, je prescrivis 32 gram. de sulfate de soude, la langue étant saburrale dès le début de la maladie, ou même antérieurement ; car, avant l'imprudence commise par Guisard, le 23, je l'avais traité d'une diarrhée catarrhale.

Le 29, la douleur sous-mammaire droite ayant reparu pour la troisième fois, la respiration étant très-gênée, les urines bien rouges, et les crachats sanguinolents, je ne pus plus croire à une simple pleurodynie, ou à une pleurésie catarrhale, et je pratiquai une large saignée du bras. Je prescrivis même 16 gram. de nitrate de potasse dans une pinte de décoction de pariétaire. Le soir même, la douleur du sein avait encore disparu, la respiration était libre, les urines plus abondantes et moins rouges. Je prescrivis autres 16 gram. de nitrate de potasse pour la nuit.

Le 30, je réitérai cette prescription, que le malade suivit avec répugnance, mais qui eut une influence évidemment heureuse, puisqu'elle tint le pouls dans un état de calme, et qu'elle produisit des évacuations alvines modérées. Cependant la femme du malade, n'en comprenant pas l'importance aussi bien que moi, céda à ses prières, et en suspendit à peu près l'emploi.

Dans la nuit du 30 au 31, il survint de la toux et des crachements de sang qui se reproduisirent; et, à ma visite du matin, l'auscultation et la percussion me permirent de constater l'hépatisation d'une grande partie du poumon droit. N'osant pas revenir à la saignée, quoique le pouls fût résistant, je prescrivis 30 centigr. de tartre stibié dans 120 gram. d'infusion de feuilles d'oranger. Le malade en prit une cuillerée chaque deux heures, et chaque fois il vomit des matières porracées; chaque fois il alla abondamment à la selle.

Le soir , à ma visite, malgré les plaintes du malade sur les fatigues que lui avait données ce remède, et sur la soif qu'il lui causait , j'eus la satisfaction de voir qu'il n'y avait plus ni toux ni crachement de sang. Bien plus , la douleur du côté droit du thorax avait encore disparu.

Le 1er Juillet , à ma visite du matin , le malade me dit avoir dormi pendant plusieurs heures ; et je le trouvai, en effet, dans l'état le plus satisfaisant, la respiration se faisant très-bien. J'eus beau lui faire observer que sa rechute avait été due à la suspension trop prompte du nitrate de potasse, je ne pus pas le déterminer à continuer l'emploi du tartre stibié, et il fallut le mettre à l'usage des béchiques ordinaires.

Le 2 , le pouls était encore tendu sans être ample pourtant ; les urines redevinrent rouges ; il y eut plusieurs expuitions de sang pur et rutilant qui révélèrent bien plutôt l'hémoptysie que la pneumonie, car il n'y eut pas du tout de crachats visqueux. Je fis appliquer aux pieds des cataplasmes de farine de lin très-chauds , et l'expuition sanguine fut suspendue.

Le 3 au matin , le malade se dit bien ; il avait dormi plusieurs heures ; cependant, non-seulement il fut toujours couché sur le dos , les jambes écartées et à moitié fléchies , mais le pouls continuait à être tendu, quoique peu large. Le soir, le malade cracha encore du sang, et il remarqua que celui-ci venait directement des fosses nasales, et nullement des poumons.

Cela confirma pleinememt l'idée que je m'étais faite de l'hémorrhagie, depuis la nuit du 30 au 31 Juin, et je restai convaincu que le *molimen* fluxionnaire avait quitté les poumons et se portait vers la tête. Le côté droit de la figure était, en effet, très-rouge, et le malade éprouvait de la pesanteur de tête qu'il n'accusait pas, mais qui me fut révélée par ce qui suit : m'étant décidé à lui pratiquer une saignée du bras droit, celle-ci fut à peine faite que Guisard dit sa tête soulagée.

A dater de ce moment, aucun symptôme morbide ne se présentant plus, Guisard put prendre des bouillons gras d'abord, des potages ensuite ; et, les ayant bien digérés, il put passer à une alimentation plus substantielle ; ses forces revinrent rapidement, car il put s'habiller et descendre dans la rue, le 7. Il ne reprit ses occupations que vers la fin du mois. La guérison ne s'est pas démentie depuis lors.

CLII. Le 29 Avril 1851, je fus consulté, dans mon cabinet, par Sahut, plâtrier, âgé de 35 ans, d'une constitution assez forte, et d'un tempérament lymphatico-sanguin. Ce malheureux se plaignait d'inappétence et de difficulté dans la respiration. Sa langue était sale, sa figure toute décomposée. Un Élève en médecine l'avait fait vomir deux fois en huit jours, et le disait guéri.

Je lui prescrivis une infusion de fleurs de bourrache, dans laquelle je dis de faire bien bouillir quelques jujubes et une cuillerée d'orge perlée, promettant d'aller le voir le lendemain matin.

Étant, en effet, allé chez lui, je le trouvai couché sur le côté gauche ; et, quand il voulut se retourner pour me parler, il témoigna de la gêne dans les muscles de ce même côté. Mon oreille, appliquée sur ce point, y constata de l'égophonie, et le diagnostic, déjà présumé, fut parfaitement établi : il y avait, en outre de la toux, une expuition incolore et peu visqueuse ; le pouls était développé mais peu résistant ; la peau était couverte de sueur, les urines rouges, briquetées et très-peu abondantes. Je prescrivis, en outre de la tisane pectorale, 120 gram. de looch blanc, et des crèmes de riz alternées avec des bouillons d'herbes.

La gêne de la respiration fut si grande durant la nuit du 2 au 3 Mai, que le malade fut obligé de se tenir sur son séant, une chaise placée derrière lui, et la sueur que j'avais déjà signalée disparut de la poitrine et des bras que les couvertures ne garantissaient plus. Aussi trouvai-je le souffle respiratoire bien affaibli dans les deux côtés du thorax, et je prescrivis 1 gram. de nitrate de potasse à prendre dans une pinte de tisane. Une selle diarrhéique fut poussée le soir même ; et le malade put s'allonger dans son lit, et se laisser abriter par des couvertures comme auparavant.

La nuit du 3 au 4 fut bonne ; et, à ma visite du matin, je trouvai les urines moins bourbeuses ; le bruit respiratoire était plus distinct à droite qu'à gauche : je portai à 2 gram. la dose du nitrate de potasse ; et, la résorption de l'épanchement pleurétique ne se faisant que peu à peu, j'arrivai graduellement à 10 gram., le 8. Ce jour-là, l'auscultation ne put pas être employée, ainsi que plusieurs autres fois précédentes, à cause de la sueur qui couvrait le malade, et qu'il aurait été imprudent de supprimer peut-être en le découvrant pour le stéthoscoper ; mais il put se coucher aussi bien sur le côté droit que sur le côté gauche, et ses urines furent limpides et abondantes.

Le 9, l'auscultation m'ayant été permise, et m'ayant révélé un peu d'engouement dans le milieu du poumon gauche, je portai le nitrate de potasse à 11 gram., et fis appliquer un large vésicatoire sur les 5e, 6e, 7e, 8e et 9e côtes, bien en dehors. Ce vésicatoire produisit une abondante évacuation de sérosité, et la dose du nitrate de potasse ayant été diminuée de jour en jour, le malade se sentit de plus en plus d'appétit, entra en convalescence, et fut parfaitement guéri à la fin du mois. Je l'ai vu, depuis lors, jouissant de la meilleure santé.

CLIII. Le 15 Octobre 1851, dans l'après-midi, je fus appelé auprès d'Étienne X...., aveyronnais, âgé d'une trentaine d'années, arrivé dans Montpellier depuis peu de jours pour chercher un emploi. Il avait la figure très-animée, le pouls plein, dur et fréquent, un point douloureux sous les dernières vraies côtes du côté droit, un peu en arrière; peu de toux, et cependant il y avait quelques crachats sanguinolents. Je lui fis pratiquer immédiatement, au bras droit, une saignée de 240 gram. Le sang en fut très-noir, mais tout-à-fait exempt de la couenne inflammatoire. Le malade fut très-agité toute la nuit suivante, et voulait se découvrir à tout instant.

A ma visite du 16, le pouls était dépressible; et, le soir, le point de côté n'ayant pas cédé, j'y fis appliquer 12 sangsues.

Le 17, le pouls s'étant relevé, et aucun symptôme de la fluxion thoracique ne s'étant amendé, je fis pratiquer une seconde saignée, mais de 120 gram. seulement. Celle-ci présenta la couenne inflammatoire, à toute la surface du caillot; et, le soir, le pouls étant plus dur encore, et tous les symptômes de la pneumonie persistant; bien plus, une épistaxis assez abondante étant survenue, je fis pratiquer une troisième saignée de 300 gram. Cette fois-ci, le malade me dit sentir disparaître instantanément la douleur thoracique.

Cependant, la nuit du 17 au 18 fut tout aussi agitée que les précédentes; la langue, qui, le premier jour où je vis le malade, était rouge et sèche à sa

pointe, était, depuis plusieurs jours, d'un blanc remarquable sans sédiment visqueux ; elle était humide,
et le malade n'était pas allé à la selle depuis l'invasion
de sa maladie.

Cet état de la langue n'indiquait pas précisément
un vomitif ; mais, le tartre stibié étant donné à haute
dose par les contre-stimulistes, et l'expérience m'ayant
démontré qu'il agit la plupart du temps en produisant
des évacuations alvines, le moment me parut venu
d'employer ce prétendu succédané des émissions sanguines, que je n'osai plus répéter. Je prescrivis donc
30 centigr. de tartre stibié dans 120 gram. d'infusion
de feuilles d'oranger ; et cette dose, prise dans la
journée du 18 , produisit de petites vomituritions et
deux selles copieuses. Le soir, le malade était abattu,
mais sans aucun symptôme de pneumonie. Je prescrivis donc autres 30 centigr. de tartre stibié pour
la nuit suivante.

Cette nuit (du 18 au 19) fut bonne : il y eut
plusieurs heures de sommeil ; le tartre stibié ne produisit point de vomissement, et procura seulement
deux selles.

A ma visite du matin, l'auscultation me fit constater, vers le lobe inférieur du poumon droit, l'absence du souffle respiratoire, remplacé par une espèce
de froissement parchemineux. Dans les deux lobes
supérieurs, la respiration était précipitée. Le pouls
étant encore dur , je prescrivis autres 30 centigr. de

tartre stibié, que le malade toléra parfaitement,
c'est-à-dire sous l'influence desquels il n'eut plus ni
vomissements ni évacuations alvines. Mais, le 20,
la langue étant sèche et un peu rôtie à son bout, je
suspendis le tartre stibié, et le remplaçai par du looch
blanc et de la tisane pectorale dans laquelle entrèrent
16 gram. d'orge perlée, 6 jujubes et 3 figues pour
1 litre d'eau.

A dater de ce moment, les urines, rares et bourbeuses, devinrent de plus en plus abondantes et
limpides ; la peau du malade fut habituellement
moite, quelquefois même couverte de sueur ; et
il n'y eut plus qu'à diriger l'alimentation du malade.
La guérison fut complète, à la fin du mois.

CLIV. Pierre Barthélemy, âgé de 34 ans, d'une
constitution frêle, et d'un tempérament lymphatique,
jardinier de profession et fort actif au travail, était
indisposé depuis quelques jours, quand il vint me
consulter, le 28 Avril 1843. Sa bouche étant amère,
le *facies* un peu jaune, le pouls presque régulier,
je lui conseillai de se purger avec 16 gram. de magnésie calcinée dans 180 gram. de décoction de pois-
chiches torréfiés.

Le 29, à peine eut-il avalé ce purgatif, qu'il ressentit une vive douleur au-dessous du sein droit,
vers les fausses côtes. Le pouls était tellement plein,
que j'aurais pratiqué immédiatement une saignée,

si le malade n'avait pas avalé déjà la magnésie ; car il était survenu une nouvelle maladie depuis ma prescription de la veille. J'attendis donc que le purgatif eût produit son effet ; et , le soir , le pouls et la douleur costale étant les mêmes , je pratiquai au bras droit une saignée de 180 gram. seulement, à cause de la constitution délicate du sujet. Il y eut une amélioration notable durant la nuit ; mais l'état couenneux du sang , la dureté du pouls et la persistance de la douleur , me déterminèrent , le 30 au matin , à répéter la saignée ; et , le soir , je trouvai la même indication.

Le 1er Mai, au matin, une quatrième saignée me parut nécessaire pour les mêmes raisons , et l'état couenneux du sang m'aurait encore peut-être déterminé à aller plus loin , si la douleur sous-costale n'avait pas tout-à-fait disparu.

Le 2 , la saleté de la langue me détermina à prescrire 1 gram. et 20 centigr. d'ipécacuanha qui, pris en trois doses, à dix minutes d'intervalle l'une de l'autre , dans une cuillerée d'eau , provoquèrent des vomissements copieux et des selles abondantes. Le malade se trouva si bien , depuis lors , que je lui permis du bouillon de viande , alterné avec des bouillons maigres ; et que, le 8 , je permis de faire son lit.

Abusa-t-on de cette permission , et ne prit-on pas les précautions convenables pour abriter le malade

18

de toute impression de froid ? Toujours est-il que, le 9 au soir, il éprouva des bouffées de chaleur qui se reproduisirent durant la nuit ; la douleur sous-costale reparut un peu dans les moments de toux, et les crachats devinrent un peu rouillés. Un nouveau vésicatoire appliqué *loco dolenti* dissipa promptement ces symptômes ; mais il n'en survint pas moins une nouvelle exacerbation, le 10, dans la soirée, comme l'avant-veille.

Cette exacerbation se reproduisit encore le 12, mais avec une intensité toujours décroissante, ce qui me détermina à ne pas la combattre d'une manière directe. Je m'occupai donc de l'alimentation du malade, chose importante à cause de la délicatesse déjà signalée de sa constitution. Semoule, caïpha, salep et autres analeptiques furent donnés avec ménagement, tantôt dans du bouillon, tantôt dans du lait, et alternés avec des œufs frais, des pruneaux cuits, etc. Dès les premiers jours de la maladie, le sujet avait été mis à l'usage du looch blanc de Paris, et d'une tisane pectorale avec 32 gram. d'orge perlée, 6 jujubes, 3 figues ; une pincée de fleurs de violettes, et autant de celles de bourrache, le tout bien bouilli dans une pinte d'eau.

Malgré tous ces soins, la convalescence ne fut pas aussi heureuse que je l'espérais : l'appétit ne vint pas, et par conséquent les forces ne se relevèrent point. La poitrine ayant de la matité dans son côté droit, au-dessous du sein, j'appliquai un cautère potentiel dans l'un des intervalles intercostaux de cette région, me proposant d'inciser l'escarre et pénétrer dans le thorax si l'épanchement devenait abondant; mais il n'en fut pas ainsi : les crachats, purulents, présentèrent quelquefois des corps semblables à des tubercules en fonte; je prescrivis 4 gram. de nitrate de potasse dans une pinte de décoction de chiendent. Prise quatre jours de suite, cette dose de nitrate de potasse produisit des évacuations alvines qui étaient précédées, chaque jour, d'un travail de tout le tube digestif, travail marqué par des nausées et des coliques. Le malade se disait soulagé toutes les fois que cette évacuation alvine avait eu lieu. Il est vrai que ces évacuations alvines étaient blanchâtres et charriaient des matières analogues à celles des crachats. Malgré ces idées riantes du malade en faveur du nitrate de potasse, je le suspendis, du moment où je constatai qu'il n'y avait pas pour lui tolérance de la part de l'économie. Je craignis que ces effets évacuants affaiblissent trop le malade, dont il me paraissait important de soutenir les forces ; et, après quelques jours de repos, pendant lesquels des lavements mucilagineux et des bouillons d'escargots furent administrés, je recourus à l'huile de foie de morue. Une cuillerée en fut prise le 29 Juillet, et elle produisit les mêmes effets que le nitrate de potasse, c'est-à-dire, coliques et selles, avec allégement du poids thoracique. Cette huile fut portée à la dose de deux cuillerées et même de trois, dont une le matin, la seconde à midi et la troisième le soir ; mais je fus bientôt obligé d'en discontinuer l'emploi, à cause de la répugnance qu'elle inspira toujours au malade.

Le 17 Août, une tumeur saillante de quelques millimètres s'étant présentée en dedans du mamelon droit, j'y plongeai un bistouri à lame étroite, et celle-ci rapporta un peu de pus ; mais n'ayant pas osé engager profondément le bistouri, il n'y eut pas jet de matière. Je mis un pois à cautère dans le point incisé, et obtins ainsi un fonticule fournissant une suppuration abondante ; mais, malgré ce moyen de soutirer le pus qui était dans le côté droit du thorax, et qui se fit jour plusieurs fois par le rectum, le malade succomba dans les premiers jours de Novembre, après avoir parcouru rapidement les diverses phases de la phthisie pulmonaire.

J'eus beau demander l'autopsie cadavérique, elle me fut refusée.

Phthisie pulmonaire.

CLV. Mlle Marg^te^ Laborie, couturière, âgée de 27 ans, d'un tempérament nervoso-lymphatique, s'était toujours bien portée, et n'avait jamais eu, depuis son enfance, qu'une dartre à la cuisse droite, plus une glande engorgée sous l'aisselle gauche, lorsque, s'étant mariée avec un homme dont le peu d'éducation la fit rougir presque tout aussitôt, elle éprouva du malaise général, de l'inappétence, de la gêne dans la respiration, et enfin une maigreur qui contrasta notablement avec l'embonpoint dont elle jouissait étant fille. Lorsqu'elle me consulta, en 1835, pour l'engorgement de la glande axillaire, je lui avais prescrit la pommade d'hydriodate de potasse déposée, chaque soir, à la dose de 4 gram., sous l'aisselle ; et lorsque, plus tard, elle me consulta pour la dartre de la cuisse (dartre humide), je lui conseillai l'emploi des bouillons frais avec addition de racine de saponaire, de scabieuse, et de bois de sassafras, à la dose de 4 gram. chaque. Ces prescriptions avaient produit de si heureux effets, que les manifestations morbides contre lesquelles je les avais dirigées avaient disparu complètement. Aussi, lorsque cette personne me consulta, après son mariage, pour le malaise que j'ai indiqué, et qui l'avait tant maigrie, m'empressai-je d'ausculter le thorax, afin de constater s'il n'était pas le siége de quelque localisation pathologique. A peine me fut-il possible d'appuyer le stéthoscope sur le côté gauche de la poitrine, tant il était douloureux ; et l'application immédiate de l'oreille me révéla un bruit de souffle qui, joint à un excès de sonorité dans certains points, et à du gargouillement dans d'autres, me fit diagnostiquer une phthisie pulmonaire avec cavernes, évidente d'ailleurs ou du moins très-probable d'après la fréquence de la toux et l'abondance de l'expectoration dans laquelle s'observaient des points jaunâtres.

Pour ne pas effrayer la malade, je me contentai tout d'abord, le 2 Février 1837, de lui faire frictionner la partie du thorax qui était si douloureuse, avec de l'huile de jusquiame, à laquelle je fis ajouter du laudanum dans les proportions de 4 parties sur 16. Quelques jours après, je lui prescrivis des bouillons d'escargots, et elle parut s'en bien trouver. Sa toux, en effet, fut moindre ainsi que l'expectoration ; elle dormit beaucoup mieux, et reprit un peu d'embonpoint. Le 18 Mars, elle n'éprouvait même plus les douleurs aiguës du thorax ; elle mangeait de bon appétit, et vaquait à ses affaires de ménage. Cependant, mon diagnostic se confirmant toutes les fois que j'auscultais la poitrine, je mis la malade à l'usage du muriate d'or, dont je fis mettre 5 centigr. dans 60 gram. de sirop de tussilage, et il en fut pris une cuillerée à bouche chaque matin. L'époque menstruelle du mois d'Avril étant arrivée sans que la fonction s'exécutât, je prescrivis des fumigations vulvaires et des pédiluves alcalins : je parvins ainsi à rappeler, le 13, les règles qui auraient dû venir le 6.

Le 25 de ce même mois, quoique la figure eût repris de la fraîcheur, que les forces fussent revenues en raison de l'appétit, les crachats continuant à être purulents, des sueurs nocturnes étant bien établies, et la voix étant caverneuse au-dessous de la clavicule gauche, je déterminai la malade à se laisser placer un cautère potentiel en cette région ; et, plus tard, les 60 gram. de sirop aurifère étant consommés, je prescrivis des pilules contenant chacune 1 décigr. d'extrait de garou et 5 milligr. d'oxide d'or précipité par la potasse. La malade prit, chaque matin, une de ces pilules que je substituai au sirop, dans son seul intérêt pécuniaire. Au bout de huit jours, elle prit une pilule matin et soir, et elle en augmenta successivement le nombre, de telle sorte que, le 13 Juin, celui-ci était de 7 pilules par jour. La toux, l'expectoration purulente et les sueurs nocturnes se continuant, quoique l'appétit et les forces se soutinssent, je suspendis l'oxide d'or, et mis la malade à l'usage du lait d'ânesse.

La phthisie fit des progrès toujours croissants, la quantité des crachats purulents devint effrayante, l'émaciation extrême ; la voix s'affaiblit, une diarrhée continue s'établit, la jambe gauche s'œdématia énormément. Des gelées de corne de cerf, du diascordium et autres toniques furent administrés ; mais la malade n'en succomba pas moins le 30 Novembre.

10ᵐᵉ SECTION. — *MALADIES DE L'ABDOMEN.*

Embarras gastrique.

CLVI. Jeanneton , domestique de Mᵐᵉ Teissier ,
éprouvant depuis quelque temps des douleurs d'estomac, fut prise , le 10 Janvier 1838 , de vomissements; et, à dater de ce jour, elle ne put rien digérer.
La saleté de la langue et la teinte ictérique des sclérotiques indiquaient bien l'emploi des évacuants ,
mais la douleur épigastrique le contre-indiquait. Je
commençai donc par faire appliquer sur l'épigastre
15 sangsues et un cataplasme émollient. J'obtins
ainsi la disparition de la douleur épigastrique, et
la malade put prendre un peu de bouillon ; mais,
la langue restant saburrale, je prescrivis, le 13, la
potion purgative de feu mon oncle, qui détermina
quelques évacuations alvines.

Le 15 , Jeanneton me dit être assez bien et pouvoir
prendre un peu de nourriture ; mais, le 22 , elle vint
me retrouver, et se plaindre de ce que l'appétit ne
se continuait pas, la bouche étant amère le matin. Je
lui prescrivis 1 décigr. de rhubarbe et autant d'ipécacuanha, à prendre pendant six jours dans une cuillerée
de soupe ; mais cela ne suffit pas ; et, le 29 , la
malade se plaignant qu'en outre du dégoût qu'elle
éprouvait, elle avait aussi un ballonnement habituel

de l'estomac, je lui prescrivis 16 gram. de magnésie calcinée, à prendre dans 240 gram. de décoction de pois-chiches torréfiés, avec addition de 32 gram. de sirop d'écorce d'oranges amères ; et, dans les premiers jours de Février, Jeanneton vint me remercier de mes soins ; elle était tout-à-fait bien portante.

Cholérines.

CLVII. Mme Andrieu, que j'avais accouchée, le 4 Août 1849, et qui était parfaitement rétablie, éprouva, dans la nuit du 18 Octobre, après une selle louable, plusieurs selles diarrhéiques. Plus tard, elle eut des crampes au gros orteil droit, puis au gros orteil gauche ; et, plus tard encore, une sensation de fraîcheur interne dans diverses parties du corps, avec envies de vomir. Ses orbites étaient cernés d'une zone bleuâtre ; le pouls était petit, mais bien sensible ; la langue ne présentait aucun enduit. Je prescrivis tout aussitôt de l'esprit de Mindererus pour ajouter à du thé que la malade prenait déjà, et je formulai une potion dans laquelle les eaux distillées de cerises noires, de fleurs d'oranger, de menthe et de cannelle orgée, étaient à la dose de 30 gram. chaque. J'ajoutai 50 gouttes d'éther sulfurique et 10 gouttes de laudanum de Rousseau. A peine la malade eut-elle avalé quelques cuillerées de cette potion dont l'action était soutenue par l'infusion de thé à laquelle j'avais fait ajouter le sous-acétate d'ammoniaque, que la sensation de froid interne fut remplacée par une chaleur générale, avec moiteur et animation de la face. Je fis tout aussitôt suspendre l'infusion de thé, et éloigner les cuillerées de la potion. Je prescrivis une infusion de fleurs de mauves, quelques bouillons maigres, et des demi-lavements avec la décoction de graine de lin. Cet ensemble de moyens suffit pour maintenir la réaction dans de justes bornes, et la guérison survint en peu de jours.

CLVIII. Mme Formy, étant déjà mal disposée, le 7 Août 1849, mangea, le soir, un peu de melon que les convives trouvèrent excellent. Dans la nuit, elle éprouva d'abord de la pesanteur d'estomac, et ensuite une espèce de défaillance qui précéda des vomissements et de la diarrhée. Enfin, elle sentit des crampes aux mollets; et, comme cette nuit-là elle se trouvait seule, elle se mit à la croisée aussitôt que le jour parut, pour prier un passant d'aller appeler une femme du voisinage. Là, elle se refroidit, et fut obligée de se recoucher. Heureusement, son mari arriva de voyage sur ces entrefaites; et, tout effrayé de l'état dans lequel il trouva sa femme, il vint me chercher.

Malgré les appréhensions de la malade et de son mari, n'ayant vu, chez Mme Formy, qu'une cholérine, je ne prescrivis que le séjour au lit et des infusions aromatiques de thé, de mélisse et de tilleul. Le 9, la malade prit avec plaisir et digéra parfaitement une demi-tasse de chocolat, dont elle continua l'usage pendant plusieurs jours, et la guérison eut lieu sans autres remèdes.

CLIX. Le 25 Août 1849, à 11 heures du soir, je fus appelé auprès de la femme Trappe, revendeuse, d'une quarantaine d'années. Elle vomissait, allait du ventre, et éprouvait des crampes dans les mollets. Son repas du soir ne rendait pas précisément compte de cet état morbide; et cette femme me dit éprouver de la diarrhée depuis plusieurs jours. De plus, elle avait, depuis dix-huit ans, une hernie sus-pubienne droite contractée pendant le travail de l'accouchement. Cette circonstance pouvant être la cause des vives douleurs pour lesquelles j'avais été appelé, je commençai par enlever le bandage, et je prescrivis tout simplement quelques tasses de thé.

Le 26, j'appris que les douleurs et les vomissements s'étaient calmés peu après mon départ, et que la diarrhée seule persistait. La langue n'étant point saburrale, et le pouls étant à peu près normal, je ne prescrivis pas autre chose qu'un régime bien entendu et le repos au lit. Mais la femme Trappe ne suivit pas cette dernière prescription, et descendit dans son magasin, tout humide. Aussi fut-elle prise, vers midi, d'une faiblesse extrême, suite inévitable de sa diarrhée toujours abondante et séreuse ; et, de plus, elle sentit une douleur lombaire très-incommode. Je prescrivis, dès lors, 5 centigr. d'extrait gommeux d'opium en quatre pilules administrées à deux heures de distance l'une de l'autre ; je fis appliquer sur le ventre un cataplasme de farine de lin délayée dans une forte décoction de têtes de pavot, et je recommandai l'usage des demi-lavements avec la décoction de graine de lin. L'alimentation se composait de chocolat, de crèmes de riz et de petits potages.

Grâce à l'emploi combiné de tous ces moyens, parmi lesquels le repos au lit fut le plus difficile à faire observer, la guérison eut lieu dans les premiers jours de Septembre.

Choléra-morbus.

CLX. Le 22 Août 1849, je fus appelé, à 3 heures après midi, auprès de M. Henri, gérant d'une fabrique de M. Leenhardt.

Ce M. Henri, d'une haute taille, d'une forte constitution et d'une trentaine d'années, était depuis peu arrivé de Paris, où il avait eu grand'peur du choléra.

Quand on m'appela auprès de lui, il vomissait et allait à la selle itérativement ; il avait, en outre, des crampes dans les mollets. Sa figure, quoique d'un rouge vif, indiquait la prostration des forces ; la langue était saburrale et pointue, le pouls petit. Je prescrivis tout de suite 12 centigr. d'ipécacuanha, qui, administrés en trois doses, à un quart d'heure d'intervalle l'une de l'autre, produisirent des évacuations alvines bien autrement abondantes que celles précédemment rendues.

A 7 heures, le malade était déjà mieux, et les crampes avaient cessé.

Le 23, à ma visite du matin, la garde-malade me dit que M. Henri avait abondamment sué pendant la nuit, et qu'il avait encore rendu plusieurs selles bilieuses. La langue était d'ailleurs à peu près comme la veille. J'engageai le malade à se laver le tube digestif à l'aide d'une grande quantité de bouillons maigres, que je lui permis pourtant d'alterner avec quelques bouillons gras, et de prendre des quarts de lavement avec la décoction de graine de lin. Le soir, rien de nouveau ne s'étant présenté, je prescrivis, pour le lendemain matin, la potion purgative de feu mon oncle, qui produisit encore d'abondantes évacuations de matières bilieuses, et après lesquelles le malade se sentit encore mieux. Néanmoins, la langue restant encore saburrale, le malade n'ayant aucun appétit, et la teinte rouge de sa figure prenant l'aspect cuivré, je prescrivis, pour le 26 au matin, 16 gram. de magnésie calcinée, à délayer dans 180 gram. de décoction de pois-chiches torréfiés. Ce purgatif produisit encore un effet très-prononcé, après lequel le malade se sentit disposé à prendre un peu de potage ; et, à dater de ce jour, il recouvra son appétit ainsi que l'exercice de toutes ses autres fonctions. M. Henri était complètement rétabli dans les premiers jours de Septembre.

Choléra-morbus asiatique.

CLXI. Le 4 Août 1835, à 5 heures du soir, la veuve Fontaine, âgée de 47 ans, eut une indigestion avec défaillance et vomissement : une infusion de thé suffit pour la remettre d'abord ; mais elle fut reprise de vomissements dans la nuit suivante, et elle présenta tous les symptômes du choléra-morbus asiatique.

J'étais absent quand on vint me chercher, et n'arrivai qu'à 8 heures du matin. Déjà M. le docteur Poujol, qui pratique aujourd'hui à Paris, avait couvert la malade de sinapismes ; et, afin de la soustraire au froid glacial qu'elle présentait, lui avait fait faire des fumigations avec le camphre ; il avait prescrit la potion de Dehaën et du sirop d'acétate de morphine pour modérer les vomissements ; il avait fait donner des lavements laudanisés pour modérer les selles ; enfin, il allait faire appliquer quelques sangsues derrière les oreilles, pour empêcher la congestion cérébrale. Je proposai à cet honorable confrère de substituer à cette saignée locale, qui pouvait augmenter la congestion cérébrale au lieu de la détruire, une saignée générale qui me parut plus propre à activer la circulation superficielle du corps, et par conséquent à répandre la chaleur dans tous les membres, ainsi que je l'avais quelquefois observé dans l'épidémie de Brest, en 1832. Le docteur Poujol y consentit, et je me mis en mesure de pratiquer cette opération, souvent difficile dans la période algide du choléra. Pour cela, je plongeai toute l'articulation du coude dans de l'eau chaude, après avoir toutefois appliqué la ligature du bras ; et après avoir, soit par ce moyen, soit à force de malaxer l'avant-bras, fait gonfler un peu la veine basilique, je la piquai largement, et il en sortit un jet de sang. Celui-ci ne coulant plus bientôt, je replongeai le coude de la malade dans l'eau chaude, et je revins à malaxer fortement l'avant-bras : un caillot se présentant à l'ouverture de la veine, je le tirai délicatement avec la tête d'une épingle, et puis sortirent quelques gouttes de sang qui, à force d'immersions dans l'eau chaude et de frictions sur l'avant-bras, devinrent de plus en plus abondantes. Enfin, le jet de sang fut continu, et j'obtins à peu près 360 gram. d'un sang très-noir, oléagineux, et se coagulant presque en sortant de la veine. Pendant cette opération, qui dura près d'une demi-heure, le pouls devint un peu plus sensible, et la respiration un peu plus libre. Nous continuâmes l'emploi des fumigations

camphrées, ainsi que la potion de Dehaën et le sirop
de morphine; et nous joignîmes à ces moyens thérapeutiques des morceaux de glace que la malade tint
habituellement dans sa bouche avec un plaisir indicible.

A midi, quoique les extrémités thoraciques et
pelviennes fussent encore froides, et que la cyanose
persistât, ainsi que la stupeur exprimée par le visage,
la malade disait se sentir mieux, et prétendait que
ses yeux étaient moins rétractés. Le succès que nous
avions obtenu par la saignée du matin était trop
évident pour ne pas penser à répéter cette opération
au moment où la réaction allait survenir. Nous ou-
vrîmes donc une autre veine du bras, la basilique
ne nous ayant fourni qu'un jet filiforme et momentané,
et nous obtînmes encore, par les mêmes précautions,
une quantité égale de sang. Nous eûmes, comme la
première fois, la satisfaction de voir cette opération
suivie d'un bien-être reconnu par la malade même.
Cependant la période algide acquit plus d'intensité
vers 5 heures du soir, et il fallut revenir à l'emploi
des sinapismes, que je fis promener non-seulement
sur les extrémités, mais encore aux régions épigastrique, précordiale et dorsale.

A 10 heures du soir, la réaction s'établit enfin
d'une manière définitive; et, le 6, à 7 heures du
matin, nous trouvâmes la malade dans un état des
plus satisfaisants : les yeux étaient presque à fleur

de tête, la face beaucoup moins grippée ; une chaleur halitueuse couvrait tout le corps. Cependant cette chaleur présentait, dans les mains de la malade, quelque chose de remarquable : on eût dit qu'au-dessous d'une première couche de tissu chaud était une couche de tissu à température fraîche. La soif étant moins intense, et la malade n'étant plus désireuse de boissons froides, nous l'engageâmes à prendre une légère décoction de gruau, qui lui servit de tisane et de nourriture pendant toute la journée, et dont elle avala une pinte dans cet espace de temps.

Le soir, à 10 heures, il y eut plusieurs selles liquides, mais verdâtres.

Le 7, nous apprîmes que la nuit avait été agitée ; mais le pouls était bon, et la température de tout le corps était normale. La malade n'éprouvait aucune douleur ; mais elle était anéantie ; la cyanose avait complètement disparu. Nous essayâmes des crèmes de riz, que la malade digérait parfaitement ; et, dans le milieu du jour, nous permîmes une cuillerée de vin sucré après la crème de riz.

Le 8, au matin, la pulvérulence des narines, qui subsistait encore la veille, avait complètement disparu ; et il y eut, cette nuit, une émission d'urines très-abondante. Dans la journée, il y eut une selle encore liquide, mais verdâtre et ayant de plus en plus l'odeur des matières fécales. Nous permîmes de rendre les crèmes de riz plus consistantes.

19

Le 9, nous permîmes quelques bouillons de veau alternés avec les crèmes de riz, et la malade demanda à ne plus sucrer le peu de vin qu'elle buvait.

A partir de ce jour, la convalescence s'établit, malgré quelques petites circonstances morbides ; et, le 16, la malade commença à passer une partie de ses journées hors du lit, où elle s'ennuyait beaucoup.

La veuve Fontaine vit encore, et jouit d'une assez bonne santé.

CLXII. Le 16 Août 1849, à 10 heures du matin, je fus appelé auprès de la femme Comte, âgée de 34 ans, d'un tempérament bilioso-sanguin, d'une forte constitution, d'une grande activité, mais dont le logement était si sale, par les chiens, les poules, les lapins et autres animaux que son mari y recélait, que j'avais annoncé à l'Administration municipale que, si le choléra apparaissait dans Montpellier, la maison Peridier en serait le premier théâtre. En effet, cette femme, très-bien portante à son lever, fut prise, à 8 heures du matin, de vomissements et de diarrhée, avec crampes dans les jambes. Elle était d'un froid glacial qu'elle ne sentait pas du tout, et malgré lequel ses membres supérieurs étaient inondés de sueur ; son pouls était petit, sa respiration gênée ; sa face bleuissait par intervalles. Ma première pensée fut de pratiquer une saignée comme chez la veuve Fontaine, en 1835 ; mais la malade s'y refusa obstinément, et je me contentai, dès lors, de lui faire appliquer des sinapismes sur les extrémités inférieures, tout en lui faisant boire du thé aiguisé avec du suc de citron, et même avec addition d'un peu d'eau-de-vie.

Je fis en même temps avertir un prêtre, qui ne put pas d'abord obtenir un seul mot de la malade. C'est tout au plus si elle l'entendait.

Pourtant elle vomit peu depuis le moment où je fus près d'elle; elle n'alla que deux fois sur le vase, et ses déjections alvines ne furent point rizacées : ce fut tout simplement la boisson qui passa par le rectum au lieu de passer par la vessie, ainsi que je m'en assurai à plusieurs reprises. Les crampes étaient si pénibles dans les jambes, les cuisses et les lombes, que la malheureuse femme se jetait à droite et à gauche, se plaignant beaucoup, mais avec cette voix éteinte ou mieux soufflée qui est propre au choléra asiatique. Au moment des fortes crampes, les globes oculaires se relevaient vers les sourcils, et s'enfonçaient dans l'orbite. La cyanose s'établit par bouffées qui, par intervalles à peu près réguliers, bleuissaient principalement la figure. Le pouls disparut bientôt.

A midi, la parole revint un peu, et la malade put se confesser; l'algidité générale parut moindre; la malade accusa une grande sécheresse de la langue et une soif extrême. J'envoyai chercher de la glace, et lui permis d'en mettre quelques morceaux dans la bouche.

Vers 2 heures après midi, voyant que les sinapismes nombreux promenés sur presque toute la
surface du corps, et l'espèce de punch que la malade
avait largement bu, étaient insuffisants pour amener
une réaction, je lui fis administrer une infusion de
fleurs de sureau avec addition d'esprit de Mindererus,
à la dose de 1 gram. sur 180 gram. d'infusion.

La figure de la malade bleuissant de plus en plus,
et la stase sanguine dans les sinus de la dure-mère
devenant de plus en plus prononcée, je fis appliquer
20 sangsues derrière l'apophyse mastoïde droite,
seule accessible à cause de la position qu'avait prise
la malade; mais cette saignée locale ne pouvait pas
remplacer la saignée générale qu'avait refusée la
malade; et elle expira, à 5 heures du soir, dans un
véritable état d'asphyxie.

CLXIII. Jacques Carenet, camionneur aux chemins
de fer, âgé de 34 ans, d'une très-forte constitution
et d'un tempérament sanguin bien prononcé, mangea
précipitamment des escargots, le 2 Septembre 1849,
et eut une indigestion par suite de laquelle il resta
diarrhéique, vaquant, malgré cela, à ses occupations.

Le 7 au matin, il était encore si bien portant, à
la diarrhée près, qu'étant allé à la Citadelle rendre
quelques colis, il s'était essayé à soulever un canon.
Peu après, il rentra chez lui, vomissant et allant du

ventre. Bientôt survinrent des crampes aux mollets. Je fus appelé à une heure après midi, et déjà le pourtour des orbites avait une teinte bleue bien prononcée ; les globes oculaires étaient profondément enfoncés ; le pouls était très-faible ; toutes les extrémités étaient au-dessous de la température normale ; les déjections, soit alvines, soit stomacales, étaient séreuses et n'avaient nullement l'aspect rizacé ; la langue ne présentait pas le moindre enduit.

Malgré le tempérament sanguin de Carenet, je ne pus pas obtenir la permission de pratiquer une saignée du bras : le malade et ses parents révoquèrent en doute l'efficacité de la saignée pour arrêter le vomissement et la diarrhée. Je n'étais pas assez sûr du résultat pour insister. J'eus donc recours à l'opium, et je prescrivis 1 décigr. d'extrait gommeux divisé en 8 pilules, qui furent administrées à deux heures d'intervalle l'une de l'autre.

A 2 heures, la température des extrémités devenant de plus en plus froide, quoique la tête ruisselât de sueur, les vomissements se continuant, et une selle riziforme ayant eu lieu, je prescrivis la potion de Rivière, à prendre par cuillerées, de demi-heure en demi-heure, sans discontinuer l'emploi de l'extrait gommeux d'opium, et je fis promener des sinapismes aux pieds, aux mollets, aux cuisses, en ayant soin de faire chausser les jambes du malade avec des bas de laine, et de faire placer à ses pieds une bouteille de grès remplie d'eau bouillante. Je parvins ainsi à élever la température des extrémités inférieures ; et les déjections, soit stomacales, soit alvines, cessèrent vers 3 heures.

A 4 heures, la suppression des déjections et le retour de la chaleur aux extrémités inférieures ne s'accompagnant pas d'élévation dans le pouls, je ne conservai plus d'espoir, et dis de faire confesser le malade, dont les pieds et les mains se cyanosaient de plus en plus. On me proposa une consultation, que j'acceptai avec empressement, avec M. le docteur Vailhé ; et, cet honorable confrère n'ayant pas non plus partagé la confiance que j'avais dans la saignée genérale, nous nous bornâmes à faire appliquer 12 sangsues au creux épigastrique, où le malade accusait une vive douleur. Ces sangsues firent couler beaucoup de sang et allégèrent bien la douleur ; mais les progrès d'asphyxie ne se continuèrent pas moins avec rapidité, malgré les sinapismes que l'on multiplia, et l'infusion théiforme que le malade but presque jusqu'à son dernier moment, avec addition de 1 gram. d'acétate d'ammoniaque d'abord, et puis d'ammoniaque même sur 180 gram. d'infusion. Il succomba à minuit, ayant la face beaucoup moins bleue que la femme Comte.

Ictère des nouveaux-nés.

CLXIV. Après avoir accouché Mme Rey, le 5 Septembre 1839, d'un garçon né vivant, et allant voir chaque jour mon accouchée ainsi que son nourrisson, j'appris, le 10, qu'il avait été très-inquiet pendant la nuit, et qu'il n'avait pas voulu prendre le sein de sa mère, qui, par suite, s'était énormément distendu. Vainement lui fis-je présenter, devant moi, le sein d'une autre nourrice : l'enfant n'en voulut pas, et l'agitation de ses petits membres, au moment où il avait pleuré, indiquait une vive douleur. Le cordon ombilical n'était pas encore tombé, et une vive rougeur entourant son point d'insertion à l'abdomen, j'attribuai les douleurs de ce jeune enfant à l'inflammation éliminatrice qui allait se faire, et je fis appliquer sur l'ombilic des compresses trempées dans une décoction de mauves. Mais le cordon étant tombé le 12, et le nombril restant bien fermé sans ulcération aucune, et même sans rougeur ambiante, les selles et les urines étant tout-à-fait supprimées, et la teinte générale de cet enfant, qui d'abord avait été rouge, devenant un peu jaune, je fis apposer une sangsue au-dessous du rebord des fausses-côtes, entre l'hypocondre droit et l'épigastre. Immédiatement après cette application, je fis administrer 15 gram. de sirop de fleurs de pêcher composé, et étendu dans une tasse de décoction de fleurs de mauve. L'enfant fut abondamment évacué par le bas; et non-seulement il cessa de crier autant qu'il le faisait, mais encore il prit le sein de sa mère. Après cela, il dormit un peu; et, à son réveil, il téta de nouveau.

Le 13, son état était de plus en plus satisfaisant; et, le 15, il était rentré dans toutes les conditions de bonne santé.

Hydropisie ascite.

CLXV. Michel, portefaix, âgé de 59 ans, homme robuste et bien musclé, d'un tempérament bilioso-sanguin, vint me consulter, dans les premiers jours de Mars 1839, pour un volume incommode du ventre, qu'il croyait de l'obésité, et pour de l'inappétence, ainsi que de la sécheresse au gosier. La percussion m'ayant fait constater aisément un flot de liquide intra-péritonéal, je l'engageai à se procurer des feuilles fraîches de digitale pourprée, à les faire piler, et à se frotter le ventre ainsi que la partie interne des cuisses avec le suc de cette plante, trois fois par jour, de manière à consommer six cuillerées à bouche, à peu près, dudit suc. Ces frictions avec le suc de digitale ne produisant pas le bon effet que j'en avais obtenu chez plusieurs autres malades, j'y joignis l'emploi de la décoction des mêmes feuilles de digitale en lavement. Cette double manière d'employer la digitale pourprée restant sans succès, je me décidai, le 1er Avril, à pratiquer une saignée de 300 gram. environ, et la plasticité du sang me fit applaudir à cette détermination; mais le volume du ventre ne diminua pas, les urines restant toujours peu abondantes.

Le 12, les sclérotiques étant un peu jaunes, je
prescrivis 30 gram. de magnésie calcinée dans un
verre de décoction de pois-chiches torréfiés, et j'obtins d'abondantes évacuations alvines. Ces divers
moyens n'ayant produit aucun bon effet sur l'hydropisie ascite de Michel, dont l'état général était d'ailleurs
très-bon, je lui fis comprimer le ventre à l'aide d'une
large ceinture lacée à l'instar des corsets, et je lui
conseillai de longues promenades dans la campagne,
afin de lui provoquer des sueurs. Malgré la docilité
avec laquelle il suivit cette prescription, il ne put
pas rappeler la sueur des pieds, qui avait été ex-
cessive chez lui, et je lui fis mettre des chaussettes
de flanelle d'abord, et de taffetas ciré ensuite ; mais
ces moyens furent tout aussi impuissants.

Le 5 Mai, je prescrivis à Michel le décocté de
scille composé, dont la formule a été empruntée, par
Cadet-Gassicourt, à la Pharmacopée américaine ; et,
commençant par une demi-cuillerée, j'en élevai progressivement la dose jusqu'à dix-huit par vingt-quatre
heures : les urines n'en coulèrent pas davantage, et
peut-être même devinrent-elles plus rares, quoique
le malade continuât à se comprimer méthodiquement
l'abdomen, à faire chaque jour un exercice qui le
mettait en sueur, et à manger beaucoup moins que
son appétit ne le demandait.

Le 1er Juin, le ventre ayant 126 centimètres de
circonférence à la région ombilicale, je mis le malade

à la diète lactée : il commença par un demi-litre de lait cru qu'il prit en quatre fois dans la journée; et puis, progressant toujours, il arriva à trois litres.

Le 2 Juillet, la circonférence abdominale, prise, comme la première fois, à la région ombilicale, n'était que de 120 centimètres, et le malade rendait trois litres d'urine par jour.

Le 18 Août, il survint de la diarrhée, et les jambes s'œdématièrent. Le malade ayant refusé de se soumettre à la paracenthèse, que je lui avais plusieurs fois proposée, je demandai une consultation, et le docteur Bertrand aîné fut appelé. Il proposa un cautère, à cause d'une éruption dartreuse que le malade avait depuis long-temps aux jambes, mais qui était peu intense, et des pilules contenant chacune 1 décigr. de digitale pourprée, autant d'aloès, et quantité suffisante d'oxymel scillitique. Le docteur Bertrand fut d'avis de continuer la diète lactée.

Le 14 Septembre, voyant l'insuffisance de tous ces moyens médicamenteux, Michel se décida à se laisser pratiquer la paracenthèse, et j'obtins, par cette opération, 26 litres de sérosité limpide et citrine. Je fis appliquer sur le ventre des compresses trempées dans du vin aromatique, et exercer une compression méthodique ; mais tous ces soins furent superflus ; et, le 6 Octobre, on sentait déjà un flot de liquide au-dessus de l'ombilic. Cependant l'état général de Michel était bon, sa figure était même mieux qu'avant la paracenthèse.

Le retour de l'hydropisie m'engagea à joindre à la diète lactée l'emploi de la teinture de digitale en frictions, et une pincée de feuilles de cette plante en décoction dans une tasse de lait. Les pilules conseillées par le docteur Bertrand furent reprises ; mais, après avoir produit des évacuations alvines que j'espérais être salutaires, elles déterminèrent un ténesme qui m'en fit suspendre l'emploi.

Le 8 Octobre, une forte céphalalgie étant survenue avec animation de la face, je fis appliquer 20 sangsues aux apophyses mastoïdes, qui soulagèrent beaucoup le malade ; mais il était fort dégoûté du lait, qui d'ailleurs ne le nourrissait pas suffisamment, car il était fort amaigri, et je fus obligé de lui permettre quelques végétaux bouillis dans son lait.

Le 22, je lui proposai une seconde ponction ; mais le malade s'y refusa, et je lui prescrivis un vésicatoire à la partie interne de la cuisse où n'était pas le cautère ; les frictions avec la teinture de digitale ne pouvant plus se faire en cette région, je les fis pratiquer sur la région lombaire. Le malade se dégoûtant de plus en plus du lait, je fus obligé de lui faire chaque jour des concessions plus grandes ; et la tension du ventre augmenta à tel point, que la respiration, la digestion et le sommeil en furent fâcheusement influencés.

Aussi, le 21 Novembre, Michel consentit-il à se laisser pratiquer de nouveau la paracenthèse ; et je retirai cette fois autant de liquide limpide et citrin que la première. Ayant eu toute la patience nécessaire pour m'assurer qu'il ne pouvait plus sortir de liquide, après avoir fait prendre diverses positions au malade, et lui avoir fait exécuter des mouvements d'expiration réitérés, je fermai la piqûre à l'aide d'une bandelette agglutinative ; et, palpant le ventre avec la plus grande facilité, je ne pus pas, mieux qu'à la première paracenthèse, constater d'exagération dans le volume d'aucun viscère. Un bandage compressif et des fomentations vino-aromatiques furent appliqués ensuite.

Désespéré de la tenacité du mal, j'appelai en consultation M. le Professeur Golfin, qui constata l'absence de toute lésion organique abdominale, et douta fort de la guérison du malade. Il proposa pourtant de faire mettre, dans un litre de vin blanc, 120 gram. d'oxymel scillitique et 30 gram. de nitrate de potasse, pour que le malade en fît un usage journalier. M. le Professeur Golfin proposa encore 60 pilules composées avec l'extrait de noix vomique (75 centigr.), celui de pointes d'asperges et celui de grande ciguë (6 gram. pour chaque). Malgré l'emploi de ces moyens thérapeutiques, l'hydropisie ne tarda pas à se reproduire ; et une diarrhée abondante m'indiquant une irritation du tube digestif, me détermina à n'employer qu'un régime adoucissant et des lavements mucilagineux. La cuisse et la jambe droites ayant fini par participer à l'infiltration séreuse de l'abdomen, j'y enfonçai, à plusieurs reprises, des aiguilles à acupuncture, par les piqûres desquelles il s'écoula une quantité énorme de sérosité ; mais cet écoulement n'affaissa nullement l'abdomen. Celui-ci devint de plus en plus tendu, et la gêne qui en résulta pour les principales fonctions de l'économie détermina le malade à se laisser pratiquer une troisième ponction. Cette fois, portant mon attention sur les reins, puisque j'avais constaté précédemment l'état normal du foie et de la rate, je fis bouillir 200 grammes du liquide extrait par la paracenthèse, et j'y constatai une assez grande quantité d'albumine. Quoique la percussion des deux régions rénales ne me révélât rien de particulier en elles, je me décidai, sur l'épreuve chimique des urines, à appliquer un cautère potentiel de chaque côté de la colonne vertébrale ; mais c'était un peu tard : le malade était très-affaibli, son pouls se sentait à peine ; et, vingt jours après, le 17 Décembre, Michel expira.

J'aurais voulu vérifier l'état des reins, mais l'autopsie cadavérique ne me fut pas permise.

Imminence d'apoplexie, suivie de pneumonie et d'hydropisie ascite.

CLXVI. Le 10 Mai 1839, je fus appelé auprès de Mme Martin, âgée de 54 ans, d'une forte complexion et d'un tempérament bilioso-sanguin. Cette dame, ordinairement active, éprouvait, depuis plusieurs jours, de la somnolence, de l'hébétude, et elle venait de sentir, dans les trois derniers doigts de la main gauche, un fourmillement qui lui avait inspiré quelques craintes, et l'avait déterminée à me faire venir. Le pouls étant plein et dur, la face étant animée, je pratiquai tout aussitôt une saignée du bras, de 300 gram. environ, et recommandai l'abstinence de tout aliment, engageant la malade à boire une assez grande quantité de bouillon d'herbes.

Le lendemain, 11, le fourmillement de la main gauche avait cessé, mais la malade accusait une douleur profonde à la région postérieure et inférieure du tronc. Le pouls continuant à être plein et dur, je réitérai la saignée de la veille ; mais la douleur thoracique n'étant pas allégée le soir, je fis appliquer 15 sangsues et un cataplasme émollient sur le point douloureux.

Le 12, la douleur avait disparu, mais la respiration était gênée ; et quoique l'état du pouls me permît de recourir à une troisième saignée, je craignis de le faire parce que la malade éprouvait des chagrins domestiques qui pouvaient bien avoir altéré ses forces radicales, et je prescrivis 120 gram. de looch blanc avec addition de 20 centigr. de kermès minéral. Mais la douleur ayant reparu, le 13, dans toute la région antérieure du côté gauche du thorax, la respiration continuant à être courte et accélérée, l'auscultation et la percussion me révélant un commencement d'hépatisation dans le lobe moyen du poumon, je fis appliquer autres 15 sangsues sur le point douloureux, tout en faisant continuer l'usage du looch avec kermès.

Dans le milieu du jour, ces divers moyens n'ayant pas encore produit de bons effets, je prévins les parents de la gravité du cas, et ils désirèrent une consultation dans laquelle j'appelai les Professeurs Dugès et Golfin. Ces Messieurs m'encouragèrent à pratiquer une nouvelle saignée du bras qui fut immédiatement suivie de l'affaissement du pouls, ainsi que je l'avais craint. Je me hâtai d'appliquer un vésicatoire camphré sur le point du thorax où avaient été apposées les dernières sangsues ; et, grâce à ce moyen, ainsi qu'à la continuation du looch kermétisé, la malade expectora, le 14, quelques matières d'une épaisseur telle, que les assistants les gardèrent pour me les montrer, et me demandèrent si ce n'était pas une partie intégrante du poumon. Des sueurs survinrent aussi, et les symptômes de la pneumonie diminuèrent de jour en jour, à tel point que, le 18, il ne restait plus que de la toux. Mais il survint une hydropisie ascite qui fut révélée, le 22, par l'œdème des mains. A cette vue, je voulus constater si la poitrine n'était pas le siége d'un épanchement pleurétique ; mais quel ne fut pas mon étonnement lorsque je constatai l'épanchement abdominal ! La fluxion primitivement portée à la tête, et détournée de ce point par ma première saignée, était descendue au thorax, où je l'avais encore combattue avec avantage, l'ayant même dénaturée, puisque, de sanguine elle était devenue séreuse ; et, malgré cela, elle persista encore et se reproduisit dans l'abdomen ! Je fis tout aussitôt frictionner la partie interne des cuisses avec 30 gram. de teinture de digitale pourprée ; et, tout aussitôt, les urines devinrent plus abondantes. Sous l'influence de cette teinture, dont la dose fut progressivement élevée, l'hydropisie se dissipa complètement, et la guérison fut complète dans les derniers jours de Juin.

Hydropisie enkystée de l'ovaire.

CLXVII. Mme Bouisset, âgée de 31 ans, d'une haute taille, d'une constitution assez bonne et d'un tempérament lymphatique, me consulta, le 15 Décembre 1836, pour des douleurs qu'elle ressentait dans l'abdomen considérablement tuméfié. La bouffissure de la face me fit soupçonner tout d'abord qu'il était question d'une hydropisie, et j'en acquis la certitude en pratiquant sur l'abdomen l'opération du ballottement ; mais cette hydropisie ne s'étendait pas à toute la cavité abdominale, et le *flot* n'était sensible qu'à droite. Était-ce l'ovaire de ce côté qui en était le siége ? Ce fut là mon opinion.

La menstruation ne se faisant pas depuis plusieurs mois, chez cette dame, je crus devoir m'occuper à la rétablir, après m'être informé de l'époque du mois à laquelle elle s'exécutait auparavant. A cet effet, je prescrivis des fumigations émollientes à la vulve, des demi-lavements de même nature, des cataplasmes de farine de lin sur le ventre, et des frictions, avec la teinture antispasmodique de feu mon oncle, à la partie interne des cuisses. Je parvins ainsi à déterminer une évacuation menstruelle qui dura du 25 au 30 Janvier ; mais la tumeur de l'hypocondre gauche n'en persista pas moins.

Je la fis frictionner chaque jour avec 4 gram. d'hydriodate de potasse, et conseillai à la malade, dont l'appétit était d'ailleurs presque nul depuis long-temps, de se mettre peu à peu à la diète lactée. A cet effet, je lui indiquai le lait d'ânesse dont elle prit un verre chaque soir, et du lait de vache dont elle prenait, dans la journée, trois verres, non bouilli et récemment trait. De la diarrhée survint au bout de quelques jours et ne m'inquiéta pas d'abord, pouvant être le moyen dont la Nature se servirait pour évacuer la matière du kyste ovarique ; mais, les jambes s'infiltrant, et de véritables accès de fièvre quotidienne bien marqués par les trois stades de froid, de chaud et de sueur, venant compliquer

20

cet état morbide dont ils n'étaient peut-être que symptomatiques, je suspendis la diète lactée, et lui substituai des bouillons de viande et même quelques potages alternés avec des bouillons maigres, des crèmes de riz ou d'orge, des œufs frais, des confitures et autres aliments légers.

Quoique la blancheur de la langue fût probablement due à l'ingestion stomacale du lait que la malade avait pris pendant un mois, comme sa surface était large, et comme tout indiquait plutôt l'atonie du tube digestif que son irritation, je prescrivis, le 2 Février, 1 gram. et demi d'ipécacuanha, dans le but non-seulement d'évacuer des matières qui pouvaient obstruer les pores absorbants de la muqueuse gastro-intestinale, mais encore pour imprimer une perturbation dans toute l'économie par les efforts du vomissement. J'obtins, en effet, la disparition de l'accès fébrile qui survenait chaque jour dans l'après-midi; mais la tuméfaction de l'abdomen resta la même, l'infiltration des extrémités inférieures continua sa marche progressive, et la dyspnée devint de plus en plus considérable. De plus, les urines, que j'avais plusieurs fois, dans le cours de la maladie, cherché à rendre plus abondantes, soit par la prescription du petit-lait nitré, soit par des frictions avec la décoction de feuilles de digitale pourprée; les urines, dis-je, étaient troubles et grisâtres, le 6. Les ayant fait mesurer avec soin, je constatai

que leur quantité s'élevait à cinq verres seulement
dans les vingt-quatre heures, tandis que la malade
buvait plusieurs litres de tisanes diurétiques diverses.
Le 11, les urines s'élevèrent à dix verres, sans que
l'état général de la malade fût meilleur ; et elles
revinrent à ne mesurer que six verres, le 14.

Dans cet espace de temps, la diarrhée, qui n'avait
jamais cessé depuis que nous l'avions observée, fut
maintenue dans de justes limites par des lavements
mucilagineux ; et, le 17, la malade poussa une selle
à peu près louable.

Le 20, après l'avoir vue, à 10 heures du matin,
dans un état assez calme et dont elle était si satis-
faite qu'elle était déjà levée, je fus appelé en toute
hâte dans la soirée, et la trouvai en proie à tous les
symptômes de la péritonite la plus violente. Pensant
que le kyste ovarique venait de se rompre, je priai
le Professeur Dugès de venir en consultation, et il
jugea, avec moi, tous moyens inutiles. Cependant,
pour l'acquit de notre conscience, nous fîmes faire
des fomentations avec la décoction de feuilles de
jusquiame et de têtes de pavot ; nous formulâmes
une potion avec eaux de laitue et de cerises noires
(60 gram. de chaque), sirop de sulfate de morphine
(30 gram.).

Le 21, la malade vivait encore ; ses douleurs abdominales étaient même moins intenses, mais l'abdomen
était aussi météorisé que la veille, et la malade n'avait

pas uriné de la nuit. Je la sondai donc, et ne pus extraire que deux ou trois cuillerées d'urine. Le pouls était à peine sensible, la respiration on ne peut plus courte, et la face terreuse. Toujours désireux d'agir jusqu'au dernier moment, je proposai au Professeur Dugès de couvrir l'abdomen avec 120 gram. d'onguent napolitain. Il ne désapprouva pas le moyen, sans compter plus que moi sur son efficacité ; et, en effet, la malade mourut à midi.

Ovarite.

CLXVIII. Mme Bertrand, que j'avais soignée, en 1837, pour un érysipèle de la face, et, en 1838, pour une perte utérine consécutive à un avortement, m'appela, le 19 Janvier 1840, pour de vives douleurs qu'elle éprouvait dans la région hypogastrique gauche, et qui étaient survenues immédiatement après l'évacuation menstruelle. L'hypocondre douloureux était si saillant et si dur, qu'il était possible d'admettre une grossesse anormale ou une maladie de l'ovaire. Je me contentai donc de prescrire, pendant plusieurs jours, des bains de siége émollients et sédatifs, des embrocations et des lavements de même nature. L'état du pouls, éminemment nerveux, augmentait d'ailleurs mon incertitude diagnostique : aussi, obligé d'agir après plusieurs jours de douleurs atroces et continues, d'insomnie complète, je préférai l'onguent napolitain aux sangsues, et j'obtins de l'emploi de cet onguent, à la dose de 30 gram. pendant plusieurs jours, un amendement notable dans les souffrances de la malade. Mais ces douleurs s'étant reproduites, je me décidai, le 26, à faire appliquer 15 sangsues sur l'hypocondre tuméfié quoique exempt de toute rougeur, et à faire reprendre les bains de siége, cataplasmes et lavements. Cette application de sangsues procura aussi une prompte amélioration dans les douleurs perçues par la malade; mais, deux jours après, celles-ci reparurent encore, et je revins aux applications mercurielles qui soulagèrent encore jusqu'au 2 Février.

Ce jour-là, les douleurs reparaissant, je recourus à une nouvelle application de sangsues, et obtins un nouveau soulagement jusqu'au 10, jour où les douleurs se reproduisirent, mais avec une intensité toujours décroissante.

Je recouvris encore l'hypocondre, de moins en moins tendu et de moins en moins saillant, avec l'onguent napolitain dont je réduisis progressivement la dose jusqu'à 8 gram., et dont je discontinuai tout-à-fait l'emploi, le 18, la malade ne souffrant plus.

Les selles de la malade avaient été souvent glaireuses, et par elles put être évacuée la matière contenue dans la tumeur ovarique qu'il m'a été permis de bien distinguer, à plusieurs reprises, lorsque l'absence des douleurs me permettait de palper l'abdomen.

Métrites.

CLXIX. Mme Andrieu, accouchée, le 3 Août 1837, d'un enfant mâle qu'elle allaita, éprouva, dans la nuit du 9 au 10 Octobre suivant, une douleur qui se déclara subitement au flanc gauche, avec une telle acuité, que je fus appelé immédiatement. A l'aide d'une potion composée d'eaux distillées de laitue et de cerises noires (60 gram. de chaque), et de sirop de sulfate de morphine (30 gram.), je calmai la douleur comme par enchantement; mais elle se reproduisit la nuit suivante. Je réitérai bien la prescription; mais comme elle n'avait pour but que de calmer la douleur, ce qu'elle fit encore, je dus aviser aux moyens d'empêcher son retour. Pour cela, m'aidant des souvenirs fournis par les suites de l'accouchement, et sachant que la jeune dame avait perdu plus de sang qu'on n'en perd habituellement, et qu'elle avait vu reparaître une hémorrhagie en Septembre, comme si elle n'avait pas allaité, je dus soupçonner que la douleur pour laquelle j'avais été appelé dans la nuit du 9 au 10, et qui venait de se reproduire, était due à une congestion sanguine dans un point de l'utérus, avec rigidité de cet organe qui par conséquent ne pouvait que difficilement permettre l'issue à la sécrétion. Combattre cette rigidité me parut donc l'indication

principale; et, à cet effet, je prescrivis un bain de
siége, à la suite duquel, le 13, il y eut une perte
ressemblant à des lochies. Il survint même de la
fièvre, et les seins se ramollirent. Je prescrivis un
nouveau bain de siége; je continuai l'emploi de la
potion calmante, à intervalles plus éloignés que lorsqu'il avait été question de combattre immédiatement
la douleur; et, ces moyens étant joints à un régime
tenu, que je tâchai de diriger dans le double intérêt
de la malade et de son nourrisson, la perte utérine
cessa peu à peu, la douleur hypogastrique s'éteignit
complètement, les seins se raffermirent, le lait y
revint, et la guérison fut complète, le 18 Octobre,
la dame n'ayant plus besoin, à dater de ce jour,
que de moyens généraux propres à faciliter ses di-
gestions, et à lui tenir le ventre libre : c'est dans
ce but que je fis prendre, chaque matin, un bouillon
de raves, et, chaque soir, une crème d'orge.

CLXX. Mme Allengri, que j'ai soignée dans
plusieurs couches et fausses couches, me consultait,
depuis plusieurs mois, pour des douleurs vagues dans
les flancs, le long du trajet des ligaments ronds,
avec irrégularité de flux menstruel, perte blanche,
gastralgie, etc., lorsque, le 5 Mai 1840, elle fut
prise de douleurs si vives à l'hypogastre, qu'elle
s'évanouit.

On vint m'appeler, et je fis tout aussitôt appliquer

30 sangsues sur le point douloureux, recommandant
de couvrir leurs piqûres d'un cataplasme de farine
de lin.

Malgré la quantité de sang qui résulta de ces
piqûres de sangsues, les douleurs diminuèrent fort
peu ; et, le lendemain, j'en fis appliquer autres 20
sur le même point.

Le 7, la douleur persistant avec intensité, mais
le pouls ne me permettant plus d'insister sur les
émissions sanguines, même locales, je recourus à
l'onguent napolitain, dont je fis appliquer 24 gram.
au-dessus de la région pubienne.

Sous l'influence de ce moyen thérapeutique continué chaque jour à la même dose, la malade fut
assez bien pour se lever un peu le 10 ; et, à partir
de ce jour-là, l'amélioration devint si sensible, qu'à
la fin du mois, la malade, pâle et défaite, disait ne
plus éprouver de douleurs, et reprit ses affaires de
ménage. Cependant, me rencontrant dans la rue, le
1er Juillet, elle me dit éprouver de temps à autre
quelque petit ressentiment douloureux dans la matrice, dont le fond avait par moi été constaté dé-
passer sensiblement les pubis quand je fus appelé,
le 5 Mai.

En Octobre, Mme Allengri vint me consulter de
nouveau pour des douleurs dans l'hypocondre droit ;
et je lui prescrivis une application de 20 sangsues
sur le point douloureux, des cataplasmes émollients,

des bains de siége et des onctions mercurielles. L'ensemble de ces moyens thérapeutiques eut encore un
plein succès.

CLXXI. Le 8 Février 1844, je fus appelé auprès de Mlle Barral, choriste, âgée d'une quarantaine
d'années, qui s'était alitée depuis plusieurs jours,
et sur l'abdomen de laquelle avaient été appliquées,
d'une manière diffuse, 50 sangsues en deux fois.

La malade ne se plaignait d'abord que de douleurs
dans l'abdomen ; mais, examinée avec soin, elle
présentait un embarras gastrique bien dessiné par
l'enduit muqueux, épais et grisâtre de la langue,
par l'accélération et la plénitude du pouls, enfin par
la moiteur habituelle de la peau, sans parler de la
douleur épigastrique et de l'inappétence.

En palpant avec soin l'abdomen, et déprimant ses
parois, afin de faire la part de la douleur dont pouvaient être le siége les divers organes renfermés dans
cette cavité, je trouvai le fond de l'utérus s'élevant
au-dessus du pubis, s'approchant beaucoup de l'ombilic, et tout aussi douloureux que l'épigastre.

Il y avait donc hypertrophie de cet organe, avec
coïncidence d'embarras gastrique et même de fièvre
catarrhale. Celle-ci était accompagnée de toux avec
expectoration.

Je prescrivis 12 décigr. d'ipécacuanha en poudre
fine, qui, administrés le lendemain, en trois doses,

à un quart d'heure de distance l'une de l'autre, produisirent des vomissements verdâtres et des selles
glaireuses.

Immédiatement après, je fis couvrir l'hypogastre
avec 30 gram. d'onguent napolitain, afin de combattre l'engorgement utérin.

Le 10, quoique la malade se trouvât notablement
soulagée par les évacuations qu'elle avait eues l'avant-
veille, sa langue présentant encore l'enduit visqueux
et grisâtre, je prescrivis 30 gram. d'huile de ricin
mêlés avec pareille dose d'huile d'amandes douces,
d'eau de fleur d'oranger et de sirop de menthe.
Ce mélange produisit de nouvelles évacuations alvines;
et, le 13, la langue était complètement dépouillée
de tout enduit. Je pus permettre du bouillon gras
alterné avec des bouillons maigres et des crèmes de
riz, et rendre l'alimentation un peu plus substantielle les jours suivants. Toutefois je fus obligé d'être
bien réservé à l'égard du régime, parce qu'il y avait
persistance de la toux contre laquelle j'administrai
du looch blanc et de la tisane pectorale.

L'onguent napolitain fut appliqué, chaque jour,
comme je l'ai déjà dit, à la dose de 30 gram., sur
l'hypogastre, jusques au 14, jour où j'en suspendis
l'emploi, la malade se plaignant d'un peu de tuméfaction dans les gencives.

La stomatite fut légère; mais, craignant de l'aggraver par la reprise du moyen thérapeutique qui

l'avait causée, je renonçai à l'onguent napolitain, et
fis appliquer, le 20, un large vésicatoire à la partie
interne de la cuisse droite. La douleur que la malade
éprouvait dans le fond hypertrophié de l'utérus diminua d'une manière notable tout aussitôt après cette
application. Aussi fis-je appliquer un autre vésicatoire à la partie interne de la cuisse gauche, peu de
jours après ; mais celui-ci ne produisit pas d'amélioration aussi manifeste.

La malade, tout-à-fait guérie de sa fièvre catarrhale, dans les premiers jours de Mars, put prendre
de la nourriture et des forces ; mais elle ne fut pas
pour cela en état de se lever, parce que les douleurs
provenant de l'engorgement utérin s'y opposèrent.
Elles lui rendaient même le décubitus dorsal nécessaire ; car, pour peu qu'elle se tournât sur l'un des
côtés, ou bien qu'elle s'assît, elle éprouvait des douleurs atroces. Cela me détermina, malgré la faiblesse
de la malade, à faire appliquer 20 sangsues sur le
sacrum, point contre lequel l'utérus pesait davantage.
La malade en éprouva un soulagement marqué ; et,
dès le lendemain, je fis pratiquer, tout autour des
piqûres de sangsues, des frictions avec 8 gram.
d'axonge dans laquelle était incorporé 1 gram. de
tartre stibié. Cette dose ayant été continuée pendant
plusieurs jours, et ayant même été doublée avec la
précaution, nécessaire d'ailleurs, de l'employer sur
de plus grandes surfaces, je fis étendre les frictions

aux aines et à la partie interne des cuisses, les vésicatoires étant secs depuis long-temps.

8 gram. de tartre stibié étaient à peine employés,
le 15, que les pustules produites par ce médicament
empêchèrent d'en continuer l'emploi ; et pourtant
l'engorgement utérin était non-seulement persistant,
mais encore douloureux. Cette dernière circonstance
me permettant de croire encore à l'acuité de la maladie, je prescrivis 60 centigr. de tartre stibié dans
120 gram. d'infusion de feuilles d'oranger, et fis
prendre cette mixture, édulcorée, en six cuillerées
dans les vingt-quatre heures. Les premières cuillerées
produisirent quelques vomituritions et une selle puriforme; mais le reste de la potion émétisée fut parfaitement toléré, et cela m'enhardit à la prescrire
de nouveau pendant quatre jours consécutifs, élevant progressivement la dose du tartre stibié jusqu'à
1 gram., sans augmentation de véhicule. Certes,
le quatrième jour, il survint une diarrhée abondante,
dans laquelle reparurent des matières fort semblables
à du pus, et je suspendis l'emploi du tartre stibié.

Sous l'influence d'un régime analeptique, d'émollients employés tant en cataplasmes sur l'abdomen
qu'en injections par le rectum, cette diarrhée se
calma, les forces revinrent, et la malade fut peu
à peu débarrassée, non-seulement de la douleur
qu'elle éprouvait auparavant dans le fond hypertrophié de son utérus, mais encore de cet engorge-

ment lui-même qui disparut au fur et à mesure que l'embonpoint et la fraîcheur revinrent. Mlle Barral jouit, depuis lors, de la meilleure santé.

CLXXII. Mme Cyprien, âgée de 24 ans, d'une petite taille, bien proportionnée, n'ayant pas fait d'enfant, m'avait consulté, dans le temps, pour des flueurs blanches dont je l'avais guérie à l'aide du seigle ergoté administré à la dose de 20 centigr., cette dose étant répétée matin et soir au bout de quelques jours, et étant même donnée, plus tard, une troisième fois dans la journée.

Dans les premiers jours de Février 1846, Mme Cyprien vint me consulter pour une prolongation exagérée de son époque menstruelle. Elle disait éprouver des secousses ascendantes et descendantes de la matrice. Ce symptôme hystérique m'engagea à prescrire une potion antispasmodique avec les eaux distillées de valériane et de fleur d'oranger (30 gram. de chaque), la teinture de castoréum et l'esprit aromatique de Sylvius (6 gouttes de chaque), en y joignant 4 gram. d'extrait de ratanhia. Cette potion n'arrêta pas la métrorrhagie, et fut trouvée très-désagréable par la malade, qui cependant ne ressentit plus les soubresauts utérins. Je remplaçai donc ladite potion par une décoction de 16 gram. de racine de ratanhia dans une pinte d'eau. Malgré son emploi continué durant plusieurs jours, elle ne fut pas plus efficace contre l'hémorrhagie ; mais il est vrai que Mᵐᵉ Cyprien négligeait la recommandation la plus importante de toutes celles que je lui avais faites : c'était de se tenir habituellement couchée.

Ayant enfin senti la nécessité de suivre ce conseil, elle me fit appeler le 2, et je constatai, par le toucher, la lèvre postérieure du col utérin fort dure ; et une secousse fort modérée que j'imprimai à l'utérus par ce point, détermina une vive douleur dans tout l'abdomen. Je prescrivis un grand cataplasme de farine de lin sur le ventre, et une potion avec les eaux distillées de cerises noires et de laitue, édulcorée avec le sirop de nymphæa.

Quelle ne fut pas ma surprise d'être appelé, le soir, à 9 heures, en toute hâte ! Mᵐᵉ Cyprien n'avait pas perdu une goutte de sang ; mais la douleur produite par *le toucher*, que j'avais pratiqué pourtant avec la plus grande circonspection, avait agité son système nerveux, et il y avait vomituritions et évanouissements.

Le pouls étant trop concentré pour appliquer des sangsues, je prescrivis 16 gram. d'onguent napolitain, qui, étendus sur l'hypogastre, furent recouverts par un cataplasme de farine de lin. Je fis, en outre, promener des sinapismes sur les extrémités inférieures.

Le 13, à ma visite du matin, je constatai une réaction salutaire ; mais le ventre était toujours dou-

loureux à la moindre pression, et même au moindre
mouvement, car la malade ne pouvait pas être sou-
levée, sans souffrir, pour recevoir sous elle un vase
plat propre à recevoir l'urine. Je prescrivis l'application
d'autres 16 gram. d'onguent napolitain, et permis un
peu de bouillon gras alterné avec du bouillon maigre,
des crèmes de riz, et de la limonade végétale.

J'ajoutai à la potion antispasmodique, dont il n'a-
vait été pris que deux cuillerées, 1 décigr. de cyanure de potassium.

Le 14, la malade, qui n'avait pas encore pu dormir, souffrait cependant beaucoup moins, et elle
pouvait se mettre un peu sur son séant. Je continuai
l'emploi de l'onguent napolitain, dont je doublai la
dose, et je permis quelques grains de riz dans le
bouillon. Le soir, il y eut un peu de perte rouge
qui soulagea sensiblement la malade, et que je respectai par conséquent.

Le 15, Mme Cyprien put se lever pour faire faire
son lit, ce qui prouvait que son ventre était de moins
en moins douloureux. Je prescrivis encore les 30
gram. d'onguent napolitain, malgré une éruption
miliaire qui parut sur le ventre, et causait beaucoup
de démangeaison.

Le 16, les gencives commençant à être douloureuses, la bouche percevant un goût métallique,
je suspendis l'onguent napolitain, dont il avait été
employé plus de 100 gram. D'ailleurs, la métrite

était arrêtée; mais la perte persistant, quoique la malade restât au lit, conformément à ma prescription, je demandai à pratiquer encore le *toucher*, et je trouvai la lèvre postérieure du col beaucoup moins dure; je pus même imprimer, sans causer de douleur, la légère secousse qui avait été si douloureuse le 12. A partir de ce jour, la malade se trouva de mieux en mieux, et elle put venir me voir, le 8 Mars.

Métrorrhagie.

CLXXIII. Le 21 Septembre 1840, à 7 heures du matin, Mme Vallet, choriste, âgée de 27 ans, fut prise instantanément, dans un café où elle était descendue pour déjeuner, d'une perte utérine effrayante. On l'aida à remonter chez elle, on la fit coucher; et je fus appelé. Je trouvai l'escalier inondé de sang, et l'alèse placée sous la malade était déjà traversée. Cependant la figure de Mme Vallet était à peu près naturelle, si ce n'est qu'elle exprimait la crainte, et le pouls était bon. Je ne me pressai donc pas d'agir. Questionnant la malade sur ses antécédents, j'appris qu'elle avait fait plusieurs fausses couches, dont la dernière était à la date du 15 Août dernier; qu'elle avait fait ses préparatifs de départ huit jours après, et qu'elle était arrivée dans notre ville tout d'une haleine, en cinq jours, par la diligence;

que, pendant les trois semaines depuis lesquelles elle était arrivée, elle était obsédée de travail, soit au théâtre, soit dans son ménage. Cet entretien fut assez long, et me permit de constater que la métrorrhagie diminuait notablement. Je me bornai donc, après avoir rassuré la malade, à prescrire de la limonade végétale fraîche; et, l'ayant revue deux heures après, j'eus la satisfaction d'apprendre que l'hémorrhagie était dans les limites de celles qui viennent mensuellement.

Mme Vallet ayant repris son service au théâtre, le 2 Octobre, eut encore, ce jour-là, une perte utérine très-abondante pour laquelle je fus encore appelé. Cette fois, la figure étant animée, et le pouls plein, je pratiquai une saignée du bras, de 300 gram. environ, et la métrorrhagie s'arrêta peu après; mais, Mme Vallet ayant encore repris trop tôt ses occupations, la métrorrhagie reparut le 12, moins intense pourtant. Le *toucher* m'ayant permis de constater la paroi postérieure du corps de la matrice plus pesante que l'antérieure, je fis appliquer 12 sangsues sur le sacrum, avec recommandation expresse du repos au lit et de la continence, car deux fois la métrorrhagie était survenue à la suite des rapports conjugaux.

Le 25, nouvelle hémorrhagie utérine, mais celle-ci paraissait être l'hémorrhagie menstruelle. Aussi je la respectai, et ne recommandai que le repos au

lit, pendant huit jours. L'ayant enfin obtenu, et
Mme Vallet ayant fait usage, pendant quinze jours,
de bouillons frais dans lesquels elle faisait bouillir
8 gram. de racine de bistorte, sa santé se rétablit
parfaitement ; et, pendant le reste de l'année théâ-
trale, ses règles eurent leur cours habituel.

Rétention d'urine.

CLXXIV. M. Galeran, qui avait joui de la plus
parfaite santé depuis la *phlegmasia alba dolens* qu'il
eut en 1838, et à la suite de laquelle il survint
une éruption dartreuse, que je respectai, au bas et
en avant de la jambe gauche, éprouva, vers le milieu d'Octobre 1846, d'abord de la peine à uriner,
et bientôt l'impossibilité complète de satisfaire à ce
besoin. Appelé auprès de lui, le 20, je constatai,
par la palpation et la percussion, que la vessie était
pleine, et le cathétérisme le démontra en faisant
couler un litre d'urine environ.

Indépendamment de cette rétention d'urine, la
langue étant pointue, lancéolée et d'un blanc sale,
je prescrivis la diète, et ne permis que quelques
bouillons, tantôt gras, tantôt maigres. Je fis pratiquer, sur la région lombaire, des frictions avec
l'huile de jusquiame et le laudanum liquide, aux
doses constituant la préparation connue sous le nom
de *baume tranquille.*

Le 24 au soir, voyant que l'inertie vésicale se soutenait, et qu'il fallait sonder le malade matin et soir, les urines ne présentant d'ailleurs rien de morbide, et étant fort abondantes, je prescrivis, en outre des frictions avec le baume tranquille, des injections vésicales avec 25 centigr. de seigle ergoté, chaque trois heures. Dès la seconde injection, il y eut un jet d'urine; et, dans la nuit du 25 au 26, ce moyen thérapeutique étant exactement continué, le malade eut plusieurs autres jets d'urine dont la somme totale put être évaluée à plusieurs verres. Néanmoins je continuai à sonder le malade matin et soir, et je lui fis avaler chaque jour une bouteille d'eau de Balaruc, dans le double but de lâcher le ventre et de seconder les effets toniques du seigle ergoté.

Le 28, je suspendis l'usage de ce dernier dont il avait été pris 8 gram. en quatre jours. Ce médicament produisit-il la teinte rouge que les urines avaient prise? Quoi qu'il en soit de la cause, cette teinte sanguinolente ne m'en parut pas moins digne de remarque. Je dus noter aussi l'état de la langue, qui, de blanchâtre dans le commencement de la maladie, devint ensuite très-rouge, et perdit la faculté de distinguer les saveurs. Cette faculté ne lui fut rendue que beaucoup plus tard, le malade ayant repris depuis assez long-temps ses occupations de teneur de livres.

Malgré le lait d'ânesse dont M. Galeran prit un

bol, chaque soir, pendant long-temps, et le petit-lait dont il faisait usage dans la journée, il ressentit, toutes les nuits, des bouffées de chaleur qui l'empê-chèrent de dormir, jusqu'à ce qu'il lui survînt un furoncle entre les omoplates, et une éruption dartreuse sur le haut de la partie antérieure du thorax ; ce qui justifie l'importance que j'attachai au rôle du *vice herpétique* chez ce sujet, en communiquant, à l'*Académie royale de médecine*, l'observation curieuse de *phlegmasia alba dolens* dont il avait été atteint (1).

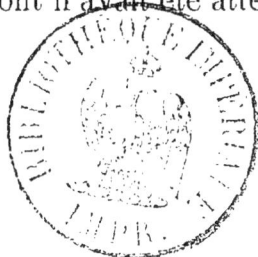

FIN.

_____

(1) Bulletin de l'Académie, t. **IX**, p. **173**.

www.ingramcontent.com/pod-product-compliance
Lightning Source LLC
Chambersburg PA
CBHW060140200326
41518CB00008B/1095